ISBN 978-3-662-27549-8   ISBN 978-3-662-29036-1 (eBook)
DOI 10.1007/978-3-662-29036-1

Inhalt.

Literatur.

ABBOTT, K. H., and F. F. ABBOTT: Idiopathic Anemia of the Newborn. Amer. J. Dis. Childr. **49**, 724 (1935).

ABT: Anemia of the Newborn. Amer. J. Dis. Childr. **43**, 337 (1932).

ALTZITZOGLOU: Das Blutbild beim Icterus neonatorum familiaris gravis und seine diagnostische Bedeutung. Mschr. Kinderheilk. **58**, 329 (1933).

ANSELMINO u. F. HOFFMANN: Vergleichende Untersuchungen über osmotische Resistenz und Permeabilität der roten Blutkörperchen von Mutter und Kind. Arch. Gynäk. **142**, 649 (1930).

— — Die Ursachen des Icterus neonatorum. Arch. Gynäk. **143**, 477 (1930).

— — Über die Bedeutung der Durchlässigkeit der Hautcapillaren für das Zustandekommen des Icterus neonatorum. Arch. Gynäk. **143**, 500 (1930).

— — Die Ursachen des Icterus neonatorum. Klin. Wschr. **1931 I**, 97.

ARKWRIGHT: Zit. nach YLPPÖ [2].

ARONDEL: Ictère grave familial du nouveau-né sans érythroblastose. Bull. Soc. Pédiatr. Paris **1938**, 670.

ASCHOFF: Über den Ort der Gallenfarbstoffbildung. Klin. Wschr. **1924 I**, 961.

ASSMANN: Zit. nach WETZEL.

ASTRACHAN: Jaundice in children. Amer. J. Dis. Childr. **53**, 137 u. 541 (1937).

BALLANTYNE: Diseases of the foetus. Edinburgh 1898.

BARCROFT: Die Atmungsfunktion des Blutes. I. Teil. Berlin: Julius Springer 1927.

BEKER et S. VAN GELDER: Hydrops universalis foetus et placenta und Icterus gravis neonatorum. Ref. in Zbl. Kinderheilk. **28**, 173.

BENEKE, R.: Über den Kernikterus der Neugeborenen. Münch. med. Wschr. **1907 II**, 2023.

BENECKE, E.: Hyperinsulinismus und Glykogenspeicherung beim Icterus gravis familiaris. Zbl. Path. **72**, 401 (1939).

BERNHEIM-KARRER: Über Icterus gravis beim Neugeborenen. Z. Kinderheilk. **58**, 105 (1937).

— u. GROB: Zur Prophylaxe des Icterus neonatorum gravis. Z. Kinderheilk. **50**, 672 (1931).

BIEMOND and VAN CREVELD: Nuclear Jaundice in neonatal (umbilical) Sepsis with Jaundice. Arch. Dis. Childh. **12**, 273 (1937).

BISCHOFF: Untersuchungen über die Resistenz des Hämoglobins des Menschenblutes mit besonderer Berücksichtigung des Säuglingsalters. Z. exper. Med. **48**, 472 (1926).

BOEHNCKE: Beitrag zur Kenntnis des Icterus gravis. Z. Kinderheilk. **60**, 666 (1939).

BÖRNER: Das Blut des Menschen mit neueren Methoden untersucht. II. Das Blut des Neugeborenen in bezug auf absoluten Hämoglobingehalt, Erythrocytenzahl, Gehalt eines Erythrocyten an Hämoglobin, Hämoglobin pro μ^2 Oberfläche des Erythrocyten und Brechungsexponent bzw. Eiweißprozente des Plasmas. Pflügers Arch. **220**, 716 (1928).

BOKELMANN: Beitrag zur Frage der Bedeutung des Blutbildes im mensuellen Cyclus des Weibes. Arch. Gynäk. **164**, 597 (1937).

BOCK: Über den Hydrops universalis congenitus. Z. Geburtsh. **97**, 257 (1930).

BONAR and SMITH: Anemia in the Newborn. Amer. J. Dis. Childr. **45**, 594 (1933).

BOSLER u. WEITZ: Zit. nach PACHE [2].

BROCK: Biologische Daten für den Kinderarzt. 1. Teil. Berlin: Julius Springer 1932.

BROWN, MORRISON and MEYER: Anemia of the Newborn without Erythroblastosis. Amer. J. Dis. Childr. **48**, 335 (1935).

BURGHARD u. SCHLEUSSING: Folgezustände des Icterus gravis neonatorum. Klin. Wschr. **1933 II**, 1526.

VAN CREVELD: Über die Rolle des Glykogens bei der Entstehung von Organvergrößerungen. Klin. Wschr. **1933 I**, 529.

— u. HEYBROEK: Ref. in Kinderärztl. Prax. **1936**, 278.

CSERNA u. LIEBMANN: Beitrag zur Lehre des Icterus neonatorum. Klin. Wschr. **1923 II**, 2122.

DAVISON and WECHSLER: Erythroblastic (Cooley) anemia and Complications (Status dysmyelinatus). Amer. J. Dis. Childr. **58**, 362 (1939).

DIAMOND, BLACKFAN and BATY: Erythroblastosis fetalis and its association with universal edema of the fetus, icterus gravis neonatorum and anemia of the newborn. J. Pediatr. **1**, 269 (1932).

DONALLY: Anemia in the newborn. Amer. J. Dis. Chrildr. **27**, 368 (1924).

ECKLIN: Ein Fall von Anämie bei einem Neugeborenen. Mschr. Kinderheilk. **15**, 425 (1919).

EICHELBAUM: Über die Erythroblastose (Hydrops congenitus) der Neugeborenen und ihre Beziehung zum Icterus neonatorum. Arch. Gynäk. **119**, 149 (1923).

ESCH: Über Kernikterus der Neugeborenen. Zbl. Gynäk. **1908**, 969.

FANCONI: Die primären Anämien und Erythroblastosen im Kindesalter. Mschr. Kinderheilk. **68**, 129 (1937).

FAXÉN: The red blood picture in healthy infants. Acta paediatr. (Stockh.) **19**, Suppl. 1 (1937).

FISCHER-WASELS: Über Gasbehandlung bösartiger Geschwülste und kachektischer Zustände. Klin. Wschr. **1928 I**, 53.

FORDYCE u. McAFEE: Zit. nach PACHE (2).

FORSGREN: Mikroskopische Untersuchungen über die Gallenbildung in den Leberzellen. Z. Zellforsch. **6**, 647 (1928).

FRANK: Zit. nach STRANSKY.

FUJIMORI: Ref. in Zbl. Kinderheilk. **28**, 592.

GIANNINI: Über die Wirkung starker Luftverdünnung auf Erythrocytenzahl und Hämoglobingehalt des Blutes bei normalen und milzlosen Tieren. Z. exper. Med. **64**, 431 (1929).

v. GIERKE: Kernikterus und Erythroblastose. Verh. dtsch. path. Ges. **18**, 322 (1921).
— Über fetale Erythroleukoblastose. Virchows Arch. **275**, 330 (1929).
— Hepato-Nephromegalia glykogenica. Beitr. path. Anat. **82**, 497 (1929).
— Über fetale Blutkrankheiten. Klin. Wschr. **1931 II**, 2295.
— Über Icterus gravis neonatorum und Hydrops congenitus. Zbl. Gynäk. **1933**, 2310.
— Über Glykogenspeicherungskrankheit. Beitr. path. Anat. **99**, 369 (1937).
GOLDBLOOM and GOTTLIEB: Icterus neonatorum. Amer. J. Dis. Childr. **38**, 57 (1929).
GUTHRIE: Case of (?) kernikterus associated with choreiform movements. Proc. roy. Soc. Med. **7**, 86 (1914).
GYÖRGY: Zit. nach KNAUER in BROCKS Biologischen Daten für den Kinderarzt. 3. Teil, 70. Berlin: Julius Springer 1939.
HAMPSON: Zit. nach PACHE [1].
HART: Über den Kernikterus der Neugeborenen. Berl. klin. Wschr. **1917 I**, 71.
HARTGE: Zit. nach WETZEL.
HASELHORST u. ALLMELING: Die Gewichtszunahme des Neugeborenen infolge postnataler Transfusion. Z. Geburtsh. **98**, 102 (1930).
— u. STROMBERGER: Über den Gasgehalt des Nabelschnurblutes vor und nach der Geburt des Kindes und über den Gasaustausch in der Placenta. Z. Geburtsh. **98**, 49 (1930).
HEILMEYER u. OETZEL: Blutfarbstoffwechselstudien. II. Ergebnisse bei Gesunden. Dtsch. Arch. klin. Med. **171**, 365 (1931).
HERZ: Hämatologische Untersuchungen bei Frühgeburten. Mschr. Kinderheilk. **40**, 1 (1928)
HEYNEMANN: Die Entstehung des Icterus neonatorum. Z. Geburtsh. **76**, 788 (1915).
HILGENBERG: Beitrag zur Frage des familiären, habituellen Icterus gravis neonatorum. Mschr. Geburtsh. **70**, 261 (1925).
HIRSCH: Die physiologische Ikterusbereitschaft des Neugeborenen. Z. Kinderheilk. **9**, 196 (1913).
HITTI: Zit. nach LEHNDORFF [3].
HOFFMANN, W.: Beitrag zur Pathogenese des Icterus gravis neonatorum. Jb. Kinderheilk. **105**, 155 (1924).
— u. HAUSMANN: Icterus neonatorum gravis (Folgezustände und Pathogenese). Mschr. Kinderheilk. **33**, 192 (1926).
HONECKER: Die erbbiologische und praktische Bedeutung der fetalen Blutkrankheiten. Arch. Gynäk. **157**, 604 (1934).
HOTZ: Geheilter Icterus neonatorum gravis familiaris nach Vorbehandlung der Mutter mit Leber in graviditate. Kinderärztl. Prax. **1937**, 283.
HUWER: Der Kernikterus der Neugeborenen. Z. Geburtsh. **94**, 150 (1928).
IBRAHIM: Die extrapyramidalen Erkrankungen im Kindesalter. Mschr. Kinderheilk. **47**, 458 (1930).
JAKESCH: Ein Fall von Hydrops universalis der Frucht und Hydrops placentae. Zbl. Gynäk. **1878**, 619.
KATO: Physiological variations of reticulocytes in the newborn, a study of 219 cases. Fol. haemat. (Lpz.) **46**, 337 (1932).
KING: Zit. nach PETERS.
KLEINSCHMIDT: Icterus neonatorum gravis. Klin. Wschr. **1930 II**, 1951.
— Die erblichen und konstitutionellen Anämien des Kindesalters. Med. Welt **1939 II**, 1291 u. 1313.
KNOLL: Blut und blutbildende Organe menschlicher Embryonen. Zürich: Gebr. Fretz 1927.
KOVACS: Über die angeborene allgemeine Wassersucht der Frucht an der Hand eines Falles. Zbl. Gynäk. **1930**, 1948.
KRAMSZTYK: Zur Frage des Icterus neonatorum gravis. Z. Kinderheilk. **51**, 273 (1931).
KU u. LI: Zur Kenntnis der fetalen Erythro-Leukoblastose und des Icterus neonatorum malignus. Virchows Arch. **283**, 62 (1932).
LAGRÈZE: Über habituellen Icterus neonatorum Neugeborener. Diss. Straßburg 1904.
LAHM: Zur Frage des Hydrops universalis congenitus. Arch. Gynäk. **102**, 284 (1914).
— Der Hydrops universalis congenitus. Mschr. Geburtsh. **79**, 63 (1928).
LANDÉ: Beitrag zur Hämatologie, Ätiologie und Therapie der Frühgeburtenanämie. Z. Kinderheilk. **22**, 295 (1919).

LANDOIS-ROSEMANN: Lehrbuch der Physiologie. 20. Aufl. Berlin: Urban & Schwarzenberg 1932.

DE LANGE: Extrapyramidale Bewegungsstörung bei Sepsis neonatorum. Acta paediatr. (Stockh.) **4**, 60 (1924).

— Angeborener Ikterus bei normal gebildeten Gallenwegen. Jb. Kinderheilk. **114**, 15 (1926).

— Icterus familiaris gravior und Hydrops foetalis cum Erythro-Leukoblastosi. Acta paediatr. (Stockh.) **13**, 292 (1932).

— Weiterer Beitrag zur Kenntnis des Icterus familiaris gravis. Jb. Kinderheilk. **142**, 255 (1934).

— Kernikterus (ORTH-SCHMORL) mit und ohne Erythroblastose. Jb. Kinderheilk. **145**, 273 (1935).

— Erythroblastosis foetalis maxima ohne Hydrops congenitus. Jb. Kinderheilk. **150**, 321 (1938).

— u. ARNTZENIUS: Icterus familiaris gravior und Hydrops universalis congenitus foetus. Jb. Kinderheilk. **124**, 1 (1929).

— u. VAN WESTRIENEN: Atropinbehandlung bei den Folgen von Kernikterus. Jb. Kinderheilk. **150**, 257 (1938).

LEHNDORFF: [1] Die Erythroblastosen im Kindesalter. Z. Kinderheilk. **56**, 423 (1934).

— [2] Die Erythroblastenanämie. Erg. inn. Med. **50**, 568 (1936).

— [3] Anaemia neonatorum. Erg. inn. Med. **52**, 611 (1937).

LENART: Icterus neonatorum, eine Folge von Isoagglutinationserscheinungen. Jb. Kinderheilk. **121**, 135 (1928).

LICHTENSTEIN and NORDENSON: Studies on Bone Marrow in Premature Children. Fol. haemat. (Lpz.) **63**, 155 (1939).

LIEBEGOTT: Zur Pathogenese des Hydrops congenitus. Beitr. path. Anat. **101**, 319 (1938).

— Diskussionsbemerkung bei der Verh. dtsch. path. Ges. **31**, 199 (1938).

LIGHTWOOD and HAWKSLEY: Zit. nach ASTRACHAN.

LIPPMANN: A Morphologic and Quantitative Study of the Bloodcorpuscles in the New-born Period. Amer. J. Dis. Childr. **27**, 473 (1924).

LÖWY: Zit. nach ZIEGELROTH.

LUCAS and DEARING: Blood Volume in Infants Estimated by the Vital Dye Method. Amer. J. Dis. Childr. **21**, 96 (1921).

MACKAY and O'FLYNN: Three types of anaemia in the newborn. Proc. roy. Soc. Med. **26**, 1360 (1933).

MACKLIN: Erythroblastosis foetalis. Amer. J. Dis. Childr. **53**, 1245 (1937).

MANNHEIMER: Case of anaemia in the newborn. Acta paediatr. (Stockh.) **18**, 237 (1936).

MAYER: Über angeborenen Ikterus. Mschr. Geburtsh. **64**, 135 (1923).

McCLURE: Über Icterus neonatorum gravis. Z. Kinderheilk. **51**, 86 (1931).

MONTLAUR et LÉVY: Ictère grave familial du nouveau-né. Bull. Soc. Pédiatr. Paris **35**, 598 (1937).

NAEGELI: Blutkrankheiten und Blutdiagnostik. 5. Aufl. Berlin: Julius Springer 1931.

— Allgemeine Konstitutionslehre. 2. Aufl. Berlin: Julius Springer 1934.

NAKAMURA: Zit. nach WETZEL.

OBERNDORFER: Hydrops congenitus universalis. Zbl. Gynäk. **1927**, 1830.

OEBERIUS-KAPTEYN: Einige Fälle von Icterus gravis neonatorum und kongenitaler Anämie. Ref. in Zbl. Kinderheilk. **34**, 141.

v. OETTINGEN u. WITEBSKY: Placenta und Blutgefäße. Münch. med. Wschr. **1928 I**, 385.

OPITZ: Zit. nach PACHE [1].

ORTH: Über das Vorkommen von Bilirubinkrystallen bei neugeborenen Kindern. Virchows Arch. **63**, 447 (1875).

ORTHLOPH: Der Icterus neonatorum als Ausdruck des Abschlusses von Reifungserscheinungen bei der Frucht. Z. Kinderheilk. **50**, 657 (1931).

OSIANDER: Zit. nach OTTO: Diss. Göttingen 1939.

PACHE: [1] Die Erythroblastose der Neugeborenen als Familienkrankheit. Z. Kinderheilk. **59**, 73 (1938).

— [2] Die erbliche Form der Neugeborenenerythroblastose. Z. Kinderheilk. **61**, 86 (1939).

PALM: Zur Frage der Entstehung des Kernikterus der Neugeborenen. Mschr. Geburtsh. **49**, 264 (1919).

Paradiso e Grillo: Mielosi eritemica del neonato con idrope congenito. Riv. Clin. pediatr. **35**, 264 (1937).

Parsons: Congenital anemia. Acta paediatr. (Stockh.) **13**, 378 (1932).

— Hawksley, Gittins: The hemolytic (erythronoclastic) anemias of the neonatal period; with special reference to erythroblastosis of the newborn. Arch. Dis. Childh. **8**, 159 (1933).

Pasachoff: Congenital Atresia of the Bile Ducts with Erythroblastosis and Kernikterus. Amer. J. Dis. Childr. **50**, 1084 (1935).

— and Wilson: Congenital Anemia of the newborn. Amer. J. Dis. Childr. **42**, 111 (1931).

— — Association of universal edema of the fetus and congenital anemia of the newborn. Amer. J. Dis. Childr. **49**, 411 (1935).

Péhu et Noel: Sur les Erythroblastoses de l'enfance. Arch. Méd. Enf. **41**, 321 (1938).

Peter: In Peter-Wetzel-Heidrich: Handbuch der Anatomie des Kindes, **2**, 800. München: J. F. Bergmann 1936.

Peters: Über Icterus neonatorum gravis und angeborene Wassersucht. Beitr. path. Anat. **92**, 531 (1933).

Pfältzer: Der Kernikterus der Neugeborenen eine Infektionskrankheit. Z. Geburtsh. **76**, 685 (1915).

Pfannenstiel: Über den habituellen Icterus gravis der Neugeborenen. Münch. med. Wschr. **1908 II**, 2169 u. 2233.

Plaut: Die Identität von Icterus gravis familiaris neonatorum und angeborener Erythroblastose mit Wassersucht. Klin. Wschr. **1932 I**, 334.

Pollitzer: Stato del sangue e degli organi ematopoietici nel neonato. Pediatria **32**, 1144 u. 1337 (1924).

Porak: Zit. nach Volhard.

Rautmann: Über Blutbildung bei fötaler allgemeiner Wassersucht. Beitr. path. Anat. **54**, 332 (1912).

Rehn: Zur Kasuistik des habituellen familiären Ikterus der Neugeborenen. Jb. Kinderheilk. **75**, 358 (1912).

Rosenbaum: Familial icterus of the New-born. Arch. of Pediatr. **45**, 621 (1928).

Rosenthal u. Meyer: Über den Reaktionstypus des Gallenfarbstoffes und über die quantitativen Verhältnisse von Bilirubin und Cholesterin im Blut bei verschiedenen Ikterusformen. Arch. f. exper. Path. **91**, 246 (1921).

— — u. Nossen: Serologische Trypanosomenstudien. II. Eine Serodiagnose verschiedener menschlicher Ikterusformen. Berl. klin. Wschr. **1921 II**, 1093.

Ross, Waugh and Malloy: The metabolism and excretion of bile pigment in Icterus neonatorum. J. of Pediatr. **11**, 397 (1937).

Rott: Beitrag zur Wesensklärung der physiologischen Gewichtsabnahme des Neugeborenen. Z. Kinderheilk. **1**, 43 (1910).

Runge: Diss. Heidelberg 1933.

Salomonsen: Leucémie myélogène aiguë chez un enfant de 5 mois. Acta paediatr. (Stockh.) **9**, 497 (1930).

— Über fetale Erythro-Leukoblastose. Z. Kinderheilk. **51**, 181 (1931).

— Erythroblastosis neonatorum temporaria. Acta paediatr. (Stockh.) **18**, 357 (1936).

Sanford: Anemia in a newborn infant. Amer. J. Dis. Childr. **30**, 119 (1925).

Scammon: Amer. J. Dis. Childr. **17**, 212 (1919).

Schick: Der Icterus neonatorum eine Folge des Abbaues mütterlichen Blutes. Z. Kinderheilk. **27**, 231 (1921).

Schiff, E., u. Faerber: Beitrag zur Lehre des Icterus neonatorum. Jb. Kinderheilk. **97**, 245 (1922).

Schiff, P., Trelles and Ajiuriaguerra: A peculiar syndrome of pallidal origin: Erythremia with Chorea. Ref. in Amer. J. Dis. Childr. **55**, 1090 (1938).

Schleussing: Beitrag zu den sog. Anämien der Neugeborenen. Verh. dtsch. path. Ges. **21**, 371 (1926).

Schmincke: Über angeborenen Ikterus. Verh. dtsch. path. Ges. **19**, 173 (1923).

Schmorl: Zur Kenntnis des Icterus neonatorum, insbesondere der dabei auftretenden Gehirnveränderungen. Verh. dtsch. path. Ges. **6**, 109 (1904).

Schridde: Die angeborene allgemeine Wassersucht. Münch. med. Wschr. **1910 I**, 397.

SCHÜCKING: Zit. nach VOLHARD.

SCHULZ: Knochensystemstudien bei Hydrops foetus universalis. Mschr. Geburtsh. **96**, 36 (1934).

SCHWARTZ, BAER u. WEISER: Histologische Untersuchungen über den Eigenstoffwechsel im frühen Säuglingsalter. Z. Kinderheilk. **37**, 167 (1924).

SECKEL: Blutmengenuntersuchungen im Kindesalter. Klin. Wschr. **1930 I**, 441.

— Die Blutmenge normaler ein- bis vierzehnjähriger Kinder. Jb. Kinderheilk. **127**, 149 (1930).

SEGAR and STOEFFLER: Anemia of the newborn in three successive siblings. J. Pediatr. **1**, 485 (1930).

SEYFARTH: Experimentelle und klinische Untersuchungen über die vitalfärbbaren Erythrocyten. Fol. haemat. (Lpz.) **34**, 7 (1927).

SIEGMUND: Glykogenspeicherungskrankheit. Verh. dtsch. path. Ges. **31**, 150 (1938).

SLOBOZIANU et JONESCU: Contribution à l'étude de l'ictère grave familial du nouveau-né. Ref. in Zbl. Kinderheilk. **36**, 115.

STOLTE: Nährschäden und Magendarmerkrankungen beim Säugling. Ärztebl.. f. Schlesien **1938**, H. 11.

STORK: Über Icterus gravis neonatorum und Hydrops congenitus. Zbl. Gynäk. **1933**, 425.

STRANSKY: Über die primäre Anämie der Neugeborenen. Z. Kinderheilk. **51**, 239 (1931).

SÜSSTRUNK: Schwerste Anämie bei einem Neugeborenen. Z. Kinderheilk. **38**, 587 (1924).

SZENDI: Arch. Gynäk. **162**, 27 (1936).

THOENES: Über Icterus neonatorum gravis. Mschr. Kinderheilk. **65**, 225 (1936).

THORLING: Über Icterus gravis familiaris neonatorum. Zbl. Path. **33**, 246.

TSCHERNE: Die hormonale Ätiologie des Hydrops foetus universalis. Arch. Gynäk. **167**, 489 (1938).

VIOLET: Zit. nach VOLHARD.

VOGEL and BASSEN: Sternal Marrow of children in normal and in pathologic states. Amer. J. Dis. Childr. **57**, 245 (1939).

VOLHARD: Über die hämatogene Hyperbilirubinämie und den hämato-hepatogenen Ikterus der Neugeborenen. Erg. inn. Med. **37**, 465 (1930).

WAGNER: Icterus neonatorum und Eisengehalt der Placenta. Z. Kinderheilk. **27**, 251 (1921).

WALKHOFF: Studien über die Wirkung C-hypovitaminotischer Nahrung auf Schwangere, Feten und Neugeborene. Münch. med. Wschr. **1928 II**, 2087.

WETZEL: In PETER-WETZEL-HEIDERICH: Handbuch der Anatomie des Kindes **1**, 822. München: J. F. Bergmann 1938.

WIECHMANN u. SCHÜRMEYER: Untersuchungen über den Durchmesser der roten Blutkörperchen. Dtsch. Arch. klin. Med. **146**, 362 (1925).

WIENSKOWITZ: Zwei aufeinanderfolgende Kinder mit Hydrops congenitus universalis. Berl. klin. Wschr. **1914 II**, 1725 u. 1742.

WILMS: Diss. Bonn 1912.

WINTROBE: Anemia. Classification and treatment on the basis of differences in the average volumen and hemoglobine content of the red corpuscles. Arch. int. Med. **54**, 256 (1934).

— and SHUEMAKER: Comparison of hematopoiesis in the fetus and during recovery from pernicious anemia, together with a consideration of the relationship of fetal hematopoiesis to macrocytic anemia of pregnancy and anemia in infants. J. clin. Invest. **14**, 837 (1935).

WOLFF: Versuche über die Hämoglykolyse. Mschr. Kinderheilk. **80**, 299 (1939).

— Der angeborene Verschluß der Gallenausführungsgänge. Arch. Kinderheilk. **121**, 65 u. 125 (1940).

WOLLEY: Zit. nach PACHE.

WYATT, COOPER and GROAT: Erythrophagocytosis in anemia of the newborn. Amer. J. Dis. Childr. **56**, 1319 (1938).

YLPPÖ: [1] Icterus neonatorum (inkl. Icterus neonatorum gravis) und Gallenfarbstoffreaktion beim Fetus und Neugeborenen. Z. Kinderheilk. **9**, 208 (1913).

— [2] Zur Klinik und Ätiologie des familiären Icterus neonatorum gravis. Z. Kinderheilk. **17**, 355 (1918).

— [3] Übersichtsreferate. Mschr. Kinderheilk. **65**, 174 (1936) u. **69**, 410 (1937).

ZIEGELROTH: Vermehrung der roten Blutkörperchen und Icterus neonatorum. Münch. med.
    Wschr. **1926 II**, 1440.
ZIMMERMANN and YANNET: Kernikterus. Amer. J. Dis. Childr. **45**, 470 (1933).
— — Cerebral sequelae of icterus gravis neonatorum and their relation to Kernikterus.
    Amer. J. Dis. Childr. **49**, 418 (1935).

1. Einleitung.

„Hohe Zahl von Erythroblasten ist eine rein biologische Reaktion, keine
Krankheit." So schreibt NAEGELI auf S. 338 seines bekannten Buches über die
Blutkrankheiten. Dieser Satz ist bei den sog. Erythroblastenkrankheiten des
Neugeborenen oft nicht berücksichtigt worden, und die Mißachtung hat zu
mancherlei Unklarheiten geführt.

RAUTMANN hatte 1912 beim Hydrops universalis congenitus eine starke extramedulläre Blutbildung festgestellt und die vorgefundenen Zellen als Mutter-
zellen der roten Blutkörperchen angesprochen. Seiner Meinung haben sich alle
späteren Autoren vollinhaltlich angeschlossen. Als RAUTMANN von einer Erythroblastose sprach, meinte er damit, daß es sich um ein tumorartiges Wachstum
der Blutzellen handele. Als dann 1921 v. GIERKE bei der Sektion eines Falles
von Icterus gravis neonatorum das gleiche anatomische Bild fand, sprach er
ebenfalls von Erythroblastose. Er wollte mit dieser Benennung die Vermehrung
an kernhaltigen roten Blutkörperchen kennzeichnen. Für v. GIERKE war das
Wort Erythroblastose eine Nachbildung von Leukocytose, wie wir die Vermehrung
von weißen Blutzellen nennen. In der Erythroblastose von RAUTMANN lag aber
noch etwas anderes; die Endung „Blastose" wies auf ein tumorartiges Ge-
schehen hin.

v. GIERKE vermutete, daß enge Beziehungen zwischen den beiden Erkrankungen, dem Icterus gravis neonatorum und der allgemeinen angeborenen Wassersucht, bestehen könnten. Es sprachen dafür das histologische Bild und die
Vergrößerung von Leber und Milz; später bekam man auch Kinder mit schwerer
Gelbsucht und Ödemen zu sehen, beim Hydrops war das Vorkommen von bili-
rubinhaltigen Ergüssen und von Gallenzylindern in der Leber gefunden worden.
Endlich wurden Familien bekannt, in denen eine Mutter nacheinander Kinder
mit einem Icterus gravis oder Hydrops congenitus zur Welt brachte. Die Familiarität des Leidens wurde die stärkste Stütze für die Anschauung, daß beide
Krankheiten miteinander verknüpft seien.

Schließlich wurde noch eine weitere Krankheit in den Formenkreis der Erythroblastenkrankheiten des Neugeborenen einbezogen, die Neugeborenenanämie.
Man lernte Krankheitsbilder kennen, die mit einem Ikterus begannen und zu
einer Blutarmut führten, man sah auch ohne eine Gelbsucht schon im Neugeborenenalter Anämien. Da nun recht häufig bei den Anämien Erythroblasten
gesehen wurden, stellte man auch die Neugeborenenanämien in die Gruppe
der Erythroblastenkrankheiten des Neugeborenen.

Inzwischen hatte man jedoch auch bei Kleinkindern Erythroblastenkrankheiten kennengelernt. Einmal bei der COOLEYschen Krankheit, zum anderen
bei der familiären Eritremie der Italiener und endlich auch bei der Anaemia
pseudoleucaemica infantum (JACKSCH-HAYEM) findet man im zirkulierenden Blut
eine Vermehrung der kernhaltigen roten Blutkörperchen. Darüber hinaus be-

steht ein Milz- und Lebertumor, und auch außerhalb des Knochenmarks weisen diese Patienten Blutbildungsherde auf mit einem besonderen Hervortreten der Erythroblasten.

Die Zuordnung der einzelnen Krankheitsbilder zu den infantilen Erythroblastosen, wie man diese letzte Gruppe auch zusammenfaßt, ist umstritten. Ihr Prototyp ist die COOLEYsche Krankheit. Und hier macht sich sofort ein wesentlicher Unterschied zwischen den infantilen und den fetalen Erythroblastenkrankheiten bemerkbar. Überstand ein Neugeborenes seinen Icterus gravis oder seine Anämie, so war es für sein späteres Leben nicht durch Rückfälle bedroht. Die Heilung war endgültig, die Erythroblastenvermehrung bildete nur ein vorübergehendes und vollkommen reversibles Ereignis. Die Alteration des roten Blutbildes bei der COOLEYschen Erythroblastenkrankheit verhielt sich grundsätzlich anders. Mit dem Auftreten der Erythroblasten war eine Anämie verbunden, die Krankheit nahm stets einen schweren Verlauf, der Ausgang war immer der Tod innerhalb einer wechselnden Zeitspanne. Es scheint sich bei der COOLEYschen Anämie um eine primäre Erythroblastose zu handeln. LEHNDORFF betrachtet diese Anaemia erythroblastica, wie sie auch genannt wird, als eine Mutation; er stellt sie in eine Reihe mit den anderen Formveränderungen der roten Blutkörperchen, den Kugel- und Sichelzellenanämien und mit der Elliptocytose.

Man mußte nun einen scharfen Trennungsstrich zwischen die COOLEYsche Krankheit und die fetalen Erythroblastenkrankheiten ziehen. Es erhob sich die Frage, ob man noch berechtigt war, das Auftreten kernhaltiger roter Blutkörperchen als Einteilungsprinzip beizubehalten. Als man das Symptom einer Erythroblastose beim Icterus gravis neonatorum, beim kongenitalen universellen Hydrops sowie bei der Neugeborenenanämie erst einmal gefunden hatte, fesselte es natürlich die Aufmerksamkeit, und zwar derart, daß man von den Erythroblasten nicht mehr loskam. YLPPÖ vertrat seit je einen anderen Standpunkt. Für ihn hatte die Erythroblastose nichts mit dem Wesen der Krankheiten zu tun. Die Vermehrung an kernhaltigen roten Blutkörperchen betrachtet YLPPÖ nur als die besondere Reaktion der Blutbildungsorgane beim Neugeborenen. Er stimmt also mit der oben zitierten Meinung von NAEGELI überein.

Je länger und eingehender man sich mit den sog. fetalen Erythroblastenkrankheiten beschäftigte, um so häufiger hatte man Gelegenheit, Fälle zu finden, bei denen wohl eine allgemeine angeborene Wassersucht oder ein schwerer familiärer Neugeborenenikterus bestand, bei denen aber das Symptom der Erythroblastenvermehrung fehlte. Bei der Neugeborenenanämie ist es sogar nicht einmal in der Hälfte der bekannten Fälle nachzuweisen. Endlich gibt es Beschreibungen von temporärer Vermehrung der kernhaltigen roten Blutzellen, ohne daß man einen Hydrops oder einen Ikterus bemerkt hätte (SALOMONSEN).

Daß aber die 3 Krankheiten in irgendwelchen Beziehungen zueinander stehen, und daß Zusammenhänge vorhanden sind, dafür spricht, ganz abgesehen von den extramedullären Blutbildungsherden und anderen klinischen und anatomischen Anzeichen, ihr familiäres Auftreten. Es gibt nicht nur Familien, in denen eine der 3 Erkrankungen gehäuft auftritt, es existieren darüber hinaus noch eine ganze Reihe von Beobachtungen, die von einem alternierenden Vorkommen in der gleichen Familie berichten. Das Gemeinsame erblickt in seiner neuesten

Arbeit über dieses Kapitel LEHNDORFF, der sich in Deutschland am eingehendsten mit dem Krankheitsbild beschäftigt hat, in der Anämie. Er schreibt in den Ergebnissen der Inneren Medizin und Kinderheilkunde: „Beim Hydrops congenitus tritt sie (die Anämie) nicht in Erscheinung, weil der hydropische Fetus entweder schon intrauterin oder wenige Stunden nach der Geburt stirbt und seine Anämie gar nicht erlebt. Beim Icterus gravis ist die Anämie beinahe obligat." Die einzelnen Krankheitsbilder, die der Arzt zu sehen bekommt, stellen sich LEHNDORFF als eine fortlaufende Reihe dar, die von der letalen Gelbsucht über die nichtletalen Ikterusformen bis zur reinen Anaemia neonatorum führt.

Eine solche Einteilung kann aus zwei Gründen nicht ganz befriedigen: Einmal ist Anämie selbst ein Symptom, darum ungeeignet als Ordnungsprinzip. Zweitens soll die Anämie beim Hydrops nicht vorhanden sein, weil das Neugeborene sie nicht erlebt, wie LEHNDORFF es ausdrückt. Damit ist aber nichts anderes gesagt, als daß die Anämie erst entsteht und nicht primär vorhanden ist. Die Blutarmut kann also nur Folge und nicht Ursache sein, wobei der Hydrops vor der Anämie zustande kommt.

Es soll nun versucht werden, auf Grund einiger eigener Beobachtungen und mit Hilfe der Literatur den ganzen Fragenkomplex der sog. fetalen Erythroblastenkrankheiten zu untersuchen und womöglich eine gewisse Klärung herbeizuführen. Zunächst wird die Neugeborenenanämie zu besprechen sein; das Blutbild des Neugeborenen, ebenso wie die embryonale Blutbildung sind hierbei zu betrachten. Nach einem Blick auf den physiologischen Icterus neonatorum ist der Icterus gravis zu untersuchen, und wir haben dabei uns auch mit dem Kernikterus zu beschäftigen. Endlich wird auf den Hydrops congenitus universalis einzugehen sein.

Es dürfte wohl angebracht sein, hier kurz die angewandte Nomenklatur wiederzugeben, um so Unklarheiten vorzubeugen. Unter der Bezeichnung Erythroblast verstehen wir jede kernhaltige rote Blutzelle. Eine Vermehrung von Erythroblasten im zirkulierenden Blut nennen wir Erythroblastämie. Die Erythroblastämie ist also ein klinischer Begriff. Als Erythroblastose bezeichnen wir eine extramedulläre Blutbildung mit Vorwiegen der Erythroblasten; Erythroblastose ist damit ein anatomischer Befund. Die ganze Krankheitsgruppe, welche den Icterus neonatorum gravis, den Hydrops universalis congenitus und die Anaemia neonatorum umfaßt, wollen wir mit Erythroblastenkrankheiten benennen, dabei uns aber stets der eingangs gemachten Einschränkungen erinnern.

2. Die Neugeborenenanämie.

Die Neugeborenenanämie ist eine seltene Erkrankung. LEHNDORFF berechnet in seiner letzten Arbeit, daß ungefähr 60 Fälle bekannt geworden sein dürften. Gewiß liegt die wirkliche Zahl erheblich höher, weil längst nicht sämtliche Fälle beschrieben sein werden und so manches Kind mit einer Neugeborenenanämie der ärztlichen Beobachtung entgangen sein wird.

Eigene Beobachtung. Es soll zunächst durch eine eigene Krankengeschichte das Krankheitsbild kurz dargestellt werden.

Helga Z. ist das 3. Kind gesunder Eltern. Das 1. Kind, ein Mädchen, war 1934 am Tage der Geburt gestorben, als einziges Krankheitszeichen war den Eltern eine starke Gelbsucht, die in den ersten Lebensstunden auftrat, aufgefallen. Das nächste Kind, ein Junge, wurde 1935 geboren, auch er wurde kurz nach der Geburt ikterisch, und er starb am 4. Lebenstag. 1936 hatte die Mutter eine Fehlgeburt im 2. Monat.

Unsere Patientin wurde am 28. 5. 37 geboren. Die Geburt verlief normal. Am 2. Tag bekam dies Kind eine Gelbsucht. Da die Gelbsucht auch nach 2 Wochen noch nicht verschwunden war, brachten die Eltern das Kind in die Klinik, weil sie ein ähnliches Ende wie bei ihren früheren Kindern befürchteten. Bei der Klinikaufnahme am 15. Lebenstag war das Mädchen 52 cm lang, es wog 3650 g. Das Kind sah sehr ikterisch aus, auch die Conjunctiven waren gelb gefärbt. Die leicht vergrößerte Leber überragte den Rippenbogen um 2 Querfinger, die Milz war eben am Rippenrand tastbar.

Der Blutstatus am 11. 6. 1937, also am 15. Tag, ergab: Hgb. 57%, Ery. 2860000, Leuko. 14200. Davon Metamyeloc. 2%, Segm. 19%, Eos. 1%, Baso. 2%, Mono. 3%, Lympho. 73%. Auf 100 Leukocyten kamen 37 kernhaltige rote Blutkörperchen = 4254 im Kubikmillimeter. = 0,149 auf 100 Erythrocyten. Die Erythrocytenresistenz betrug 0,46—0,32. Trotz Bluttransfusion sank das Hgb. auf 30% am 21. 6., die Ery. auf 2440000. Die Leukocyten betrugen 9000 mit 1% Stabk., 50% Segm., 2% Eos., 47% Lympho. An diesem Tage kamen auf 100 Leuko. nur 3 Erythroblasten = 270 im Kubikmillimeter = 0,011 auf 100 Ery. (Es sind immer die Erythroblasten in 3 Werten wiedergegeben, weil im Schrifttum die Angaben in diesen 3 Formen erfolgen.)

Der Ikterus ging im Laufe der klinischen Beobachtung immer mehr zurück, und er war bei der Entlassung des Kindes am 1. 7. 37 gänzlich verschwunden. Im Krankenblatt wurden öfter starke Blässe, Trinkunlust und viel Schlafbedürfnis vermerkt. Bei der Entlassung war der Hämoglobingehalt auf 54%, die Erythrocytenzahl auf 3210000 angestiegen. Das weiße Blutbild war normal, kernhaltige rote Blutkörperchen waren nicht mehr nachweisbar. Das Kind hatte in der Zwischenzeit eine zweite Bluttransfusion erhalten. Es hat sich später immer wohl befunden, eine Anämie ist nicht wieder aufgetreten. Irgendwelche Folgen des Ikterus sind nicht zurückgeblieben.

Für die Zugehörigkeit dieser Neugeborenenanämie zu den Erythroblastenkrankheiten sprechen zwei Gründe:

1. die Angabe der Eltern, daß ihnen schon 2 Kinder an Ikterus in den ersten Lebenstagen gestorben seien;

2. die Beobachtung eines letalen Icterus gravis bei dem nächstfolgenden Kind der Eltern. Denn die Krankengeschichte, die wir eben wiedergegeben haben, hat noch eine Fortsetzung.

Am 15. 7. 39 kam das 4. Kind der Eltern, ein Junge, mit einem angeblichen Gewicht von 4 kg zur Welt. Am 2. Tage nach der Geburt merkte man bei diesem Kinde, Helmut Z., den Beginn einer Gelbsucht, am nächsten Tage trank es schlecht, die Atmung wurde stöhnend, bisweilen traten Zuckungen im Gesicht auf.

In die Klinik wurde uns der Junge am 19. 7. 39 gebracht, er wog 3500 g. Neben einer mäßigen Cyanose bestand ein sehr starker Ikterus. Das Kind war apathisch, mitunter kam es zu Zuckungen mit Verzerren des Gesichtes. Die Leber war 2 Querfinger unter dem Rippenbogen zu fühlen, die Milz 1 Querfinger. Am Rumpf und an den Extremitäten bestanden leichte Ödeme, das Kind schwitzte auffällig viel. Außerdem waren Hautblutungen von verschieden großer Ausdehnung zu sehen. Trotz Gaben von Sauerstoff, Blut, Campolon und Traubenzucker starb der Junge noch am Aufnahmetag.

Blutbild: Hgb. 70%, Ery. 2720000, Leuko. 8400. Stabk. 8%, Segm. 32%, Eos. 2%, Mono. 1%, Lympho. 57%. Auf 100 Leukocyten zählten wir 3 Erythroblasten = 256 im Kubikmillimeter = 0,0094 auf 100 Erythrocyten. Im roten Blutbild zeigte sich eine leichte Anisocytose.

Die Sektion ergab außer einem allgemeinen Ikterus aller Organe eine eitrige Tracheitis, Bronchitis und Broncheolitis. Die Gallenwege waren frei durchgängig. Leber und Milz waren nur leicht vergrößert. Auf der Schnittfläche des Gehirns zeigte sich eine gelbgrünliche Verfärbung der Stammganglien (Kernikterus).

Wir haben hier also die Krankengeschichte einer Familie vor uns, in der wohl 3 Kinder an einem Icterus gravis gestorben sind, während das 4. Kind auch

einen schweren Ikterus durchmachte, aber gesund wurde. Bei diesem Kinde
fiel bei der klinischen Betrachtung weniger der Ikterus als die Blutarmut auf.
Trotz einer Transfusion sank das schon erniedrigte Hämoglobin noch weiter
ab bis zu einer Höhe von 30%, später heilte die Krankheit unter einer erneuten
Blutübertragung restlos aus. Ohne die Familiengeschichte würde man in diesem
Falle nur die Anämie beachten und den Ikterus gar nicht besonders hervor-
heben.

Da wir auf den Ikterus der Neugeborenen und auch auf den Icterus gravis
erst später zu sprechen kommen wollen, soll uns an dieser Stelle nur das Hämatologische beschäftigen.

Das Blutbild. Bei den Veränderungen des Blutbildes stehen im Vordergrund
die roten Blutzellen. Beim Kind und beim Erwachsenen finden wir im zirkulierenden Blut ausschließlich kernlose rote Blutkörperchen. Nur bei Erkrankungen,
die mit einer Alteration der Erythropoese einhergehen, treten kernhaltige Erythrocyten auf. Die Blutzellen können wir aber nicht isoliert im Blut betrachten,
sondern um Klarheit zu gewinnen über die Störungen, müssen wir auch die
Bildungsstätten der Blutzellen in den Kreis unserer Betrachtung ziehen. Das
Blut ist ja kein Organ, sondern ein Sekret. Alle seine Bestandteile, seien sie
cellulärer oder humoraler Art, sind Produkte, die von Organen an das Blut abgegeben werden und im und mit dem Blut kreisen. Sobald an den Organen
Änderungen eintreten, muß sich dies auf das Blut auswirken. Sofern die Stamm-
zellen der Blutbildung betroffen werden, treten auch im zirkulierenden Blut
abwegige Formen oder andere pathologische Bilder der Blutzellen in Erscheinung.

Wenn wir uns also für die Morphologie des Blutes bei den Erythroblastenkrankheiten interessieren, dann haben wir zunächst die Blutbildung zu betrachten.
Das Leben beginnt ja nicht erst im Moment der Geburt. Sofern schon bei Neugeborenen Zellen besonderer Form oder Art im Blutbild zu finden sind, so verdanken sie ihren Ursprung Abweichungen der embryonalen oder fetalen Blutbildung. Stellen wir bei den fetalen Erythroblastenkrankheiten eine Vermehrung
der kernhaltigen roten Blutkörperchen fest, dann müssen wir auf die normale
embryonale und fetale Blutbildung einen Blick werfen.

Die embryonale Blutbildung. KNOLL hat sich mit dieser Frage besonders
eingehend beschäftigt. Er unterscheidet 3 Perioden der embryonalen Blutbildung.
Die 1. Periode ist die *mesoblastische*. Das Muttergewebe der Blutzellen stellt
der Mesoblast dar. Aus Mesenchymzellen entwickeln sich in dieser Zeit die
Megaloblasten, die primitiven roten Blutkörperchen. Es gibt in der 1. Periode
kein eigentliches Organ der Blutzellbildung, sondern die Mesenchymzellen und
das Mesenchymgewebe sind die blutbildende Einheit. Die 1. Generation der
roten Blutkörperchen, die Megaloblasten, ist bis zum Ende des 3. embryonalen
Monats verschwunden. Schon während dieser Zeit hat sich die 2. Periode der
Blutzellbildung eingestellt, die *hepatische*. Bei Embryonen von 5—7 mm Länge
findet man in der Leber große basophile Zellen mit großem Kern. Die Basophilie
beweist, daß sie kein Hämoglobin enthalten. Ihre Bildungsstätte ist der Raum
zwischen den Leberzellen. Aus nichtdifferenzierten polyvalenten Mesenchymzellen entstehen in Nestern diese Erythroblasten, die zunächst keine Verbindung
zu den Gefäßen haben. Im 4. Fetalmonat bilden sich solche extravasculären
Blutzellherde auch in anderen Organen, z. B. in der Milz und im Thymus. In

der 2. Periode ist also das blutbildende Gewebe durch blutbildende Organe ersetzt und abgelöst. Zu dieser Zeit, im 4. Monat, findet man in den Gefäßen nur Zellen der 2. Generation. Die 3. Periode ist die bleibende Art der Blutzellbildung, die *medulläre*. Die Blutzellen gehen aus Zellen im Bindegewebsgerüst des Knochenmarks hervor. Die Blutzellbildung wird nunmehr auf *ein* Organ lokalisiert. Diese Art der Hämatopoese beginnt im 5. Fetalmonat, gegen Ende des 6. Monats sind Leber und Knochenmark an der Erythropoese beteiligt. Bei der Geburt findet man bei reifen Neugeborenen nur vereinzelt noch extramedullär eine Erythropoese, und auch sie erlischt in den ersten Lebenstagen.

Das Blutbild bei der Geburt. Wenn wir nun auf die Erythroblastenkrankheiten zurückkommen, so finden wir bei ihnen eigentlich nichts anderes als embryonale Verhältnisse. Bei der Geburt sieht man im Nabelschnurblut stets kernhaltige rote Blutkörperchen, und auch im Blutbild des reifen Neugeborenen findet man die Erythroblasten. Ihre Zahl ist gering. Durchschnittlich kommen 3—6 Erythroblasten auf 100 Leukocyten, also rund 400—800 im Kubikmillimeter oder 0,008—0,016 auf 100 Erythrocyten. Spätestens nach 5—6 Tagen sind sie gänzlich verschwunden.

Nach LIPPMANN verteilen sich die Erythroblasten auf die ersten Lebenstage folgendermaßen:

Lebensalter	Minimum	Maximum	Durchschnitt	Auf 100 Erythrocyten
$^1/_2$ Std.	0	37,8 (4800)	3,2 (523)	0,01
6 ,,	0	24,4 (3703)	2,5 (469)	0,008
12 ,,	0	17,8 (2883)	1,3 (277)	0,005
18 ,,	0	9,8 (1274)	0,9 (152)	0,0028
24 ,,	0	8,4 (756)	0,9 (122)	0,0022
36 ,,	0	2,4 (324)	0,3 (39)	0,0007
48 ,,	0	1,6 (152)	0,3 (26)	0,0004

Die Zahlen bedeuten kernhaltige Erythrocyten auf 100 Leukocyten, in Klammern die absoluten Zahlen im Kubikmillimeter.

Sehr nahe kommen diesen Zahlen die Angaben von ALTZITZOGLOU mit 0,009% kernhaltigen roten Blutkörperchen der Gesamterythrocyten am 1. Lebenstag, das sind rund 500 Erythroblasten im Kubikmillimeter. SALOMONSEN gibt als Höchstwert der Erythroblasten bei gesunden Neugeborenen einen Wert von 0,052% der Erythrocyten an.

In eigenen Untersuchungen fand ich im Nabelschnurblut als Durchschnitt bei reifen Neugeborenen 6 kernhaltige Erythrocyten auf 100 weiße Blutkörperchen oder 668 im Kubikmillimeter bzw. 0,0116% der Erythrocyten.

Als ein weiteres Zeichen, das für die Jugendlichkeit des roten Blutbildes bei der Geburt spricht, ist die meist gefundene Polychromasie zu betrachten. Auch die Reticulocyten sind unmittelbar nach der Geburt beim Kind vermehrt. An Stelle eines Normalgehaltes des Erwachsenenblutes von 0,1—0,5% beträgt ihre Zahl beim Neugeborenen am 1. Tag 5—10% und etwa 0,3—1% am 6. Lebenstag (SEYFARTH). KATO fand während der ersten 4 Stunden nach der Geburt 1,63% Reticulocyten, die vitalgranulierten Zellen hielten sich in dieser Höhe bis 1$^1/_2$ Tage post partum, dann erfolgte ein Abfall, so daß am 5. Tag nur noch 0,432% zu zählen waren. N. FAXÉN fand 2,5% nach 12 Stunden. In meinen

Untersuchungen am Nabelschnurblut kam ich auf Zahlen für die Reticulocyten, die zwischen 1,2 und 8,4% schwankten.

Bei *Frühgeburten* ist die Anzahl der kernhaltigen roten Blutzellen und der Reticulocyten wesentlich höher. So gibt LANDÉ, die 6 Frühgeburten mit einem Gewicht von 800—1200 g untersuchen konnte, an, als Durchschnitt habe sie 63 Erythroblasten auf 100 Leukocyten ausgezählt oder, anders ausgedrückt, rund 6500 im Kubikmillimeter bzw. 0,14%. Auch bei den Frühgeburten verschwanden die Erythroblasten sehr rasch aus dem zirkulierenden Blut, am Ende der 1. Woche wurden höchstens 160 im Kubikmillimeter gefunden. HERZ gibt als Durchschnitt für 12 Frühgeburten, die zwischen dem 6. und 8. Monat zur Welt kamen, einen Hämoglobingehalt von 130% an, die Erythrocytenzahl bewegte sich zwischen 4300000 und 6500000, die Erythroblasten zwischen 495 und 6228 im Kubikmillimeter. Ich hatte Gelegenheit, bei 2 Frühgeburten im Nabelschnurblut die kernhaltigen Blutkörperchen zu zählen. Die eine Frühgeburt wog 2400 g, es fanden sich 24 Erythroblasten auf 100 Leukocyten = 1718 im Kubikmillimeter = 0,039%; bei der 2. Frühgeburt mit 2250 g Gewicht 34 auf 100 Leukocyten = 2420 im Kubikmillimeter = 0,051%.

An Reticulocyten fand SALOMONSEN bei Frühgeburten 10—30%. Die von mir untersuchten Frühgeburten hatten 8,1 bzw. 13,4% vitalgranulierte Zellen.

Reife Neugeborene besitzen also eine deutliche Jugendlichkeit des roten Blutbildes, die sich in Polychromasie, Vermehrung der Vitalgranulierten und der kernhaltigen roten Blutkörperchen äußert. Bei Frühgeburten oder, wie wir wohl richtiger sagen, unreifen Neugeborenen ist das Blutbild noch jugendlicher. Nun kann man schlecht annehmen, daß die Reticulocytose und die Erythroblastämie des Neugeborenen etwas Krankhaftes darstellt. Es ist viel wahrscheinlicher, daß die Jugendlichkeit der Kinder sich eben auch in ihrem Blutbild zeigt. Die Sauerstoffarmut des Fetus stellt einen Reiz für die Hämatopoese dar, der dann zur Vermehrung der kernhaltigen roten Zellen und der Vitalgranulierten führt. Da das Kind intrauterin mehr Erythrocyten braucht, um seinen Sauerstoffbedarf in dem O_2-armen Milieu zu decken, muß auch der Nachschub größer sein. Je älter das Kind intrauterin wird, um so günstiger gestalten sich die Verhältnisse, weil immer mehr Erythrocyten hämoglobinhaltig werden und dem Sauerstofftransport dienen können. Zu Beginn der 2. Periode der embryonalen Blutbildung haben wir, wie oben erwähnt, in der Leber sehr viele hämoglobinfreie oder hämoglobinarme Zellen vor uns, erst später treten immer zahlreicher die roten Blutkörperchen auf, d. h. Blutzellen mit Hämoglobin.

Betrachten wir nun das Blutbild bei unserer Patientin mit der Neugeborenenanämie, dann finden wir im zirkulierenden Blut eine deutliche Vermehrung der roten Blutkörperchen mit Kern. So sind am 15. Lebenstag noch 4259 Erythroblasten im Kubikmillimeter zu sehen, während wir in diesem Alter überhaupt keine kernhaltigen roten Blutzellen erwarten. Ferner fanden wir bei dem Kind eine Verminderung des Hämoglobins auf 57% und der Erythrocyten auf 2860000. Am 15. Lebenstag hätten wir jedoch einen Hämoglobinwert von 90—100% zu erwarten und eine Erythrocytenzahl von 4500000. Die Erythroblastämie betrachten wir, wie es in der Einleitung dargelegt ist, nicht als eine Krankheit, sondern nur als ein biologisches Symptom. Die Krankheit ist die Anämie, die Blutarmut.

Auf jede Noxe, die zu einer Anämie führt, antwortet das Neugeborene und der Säugling mit einer Vermehrung der kernhaltigen roten Blutkörperchen, sofern das blutbildende System zu einer Regeneration befähigt ist. Sekundär treten bei den verschiedensten Krankheiten im Neugeborenenalter Anämien auf. Infekte, Blutverlust bei Hämorrhagien (Melaena, Nabelblutung) führen zu einer Blutarmut, die mit einer Erythroblastämie einhergehen kann. Auch ein Blutzerfall bei der Kugelzellkrankheit, dem familiären hämolytischen Ikterus, kann schon in den ersten Lebenstagen eine Anämie mit Vermehrung der kernhaltigen Erythrocyten bedingen.

Diesen sekundären Anämien im Neugeborenenalter steht eine Gruppe von anämischen Zuständen gegenüber, bei denen wir einen anämisierenden Faktor nicht kennen. Man hat sie als idiopathische, primäre, genuine oder kongenitale Anämie des Neugeborenen bezeichnet. LEHNDORFF wählt in seiner ausgezeichneten Studie über das Krankheitsbild den Namen Anaemia neonatorum, Neugeborenenanämie, und wir wollen diese Bezeichnung beibehalten.

Charakteristisch ist, abgesehen von dem Fehlen jeglicher uns bisher bekannten Faktoren, ein plötzliches Einsetzen, die Symptomenarmut, die sich in der ausgesprochenen Blässe erschöpft, und eine gute Heilungstendenz auch ohne Therapie.

„ECKLIN-Typus". Die Geschichte der Neugeborenenanämie wird eingeleitet durch die Beobachtung von ECKLIN aus der Baseler Kinderklinik 1919. Die ganze Anamnese und der Verlauf des Falles stimmen in allen wesentlichen Punkten mit unserer eigenen Beobachtung überein.

2 Kinder waren den Eltern bald nach der Geburt an schwerer Gelbsucht gestorben, 2 Kinder, und zwar die beiden ersten, waren völlig gesund. Das 5. Kind starb mit 6 Monaten an Krämpfen. Das 6. Kind war die Patientin, die als „Anämie bei einem Neugeborenen" beschrieben wurde. Das Geburtsgewicht betrug 2870 g, die Länge 48 cm. Am 9. Tag wurde das Kind in die Klinik aufgenommen, es bestand eine deutliche Blässe. Leber und Milz waren vergrößert. Am 13. Tag ergab die Blutuntersuchung nur 32% Hgb. bei 2500000 Ery. Auf 100 Leukoc. kamen 16,8 kernhaltige rote Blutkörperchen, also 6720 im Kubikmillimeter oder 0,25 auf 100 Ery. Daneben war eine Poikilocytose und Polychromasie zu bemerken. Auch im weißen Blutbild fand sich eine starke Vermehrung der jugendlichen Granulocyten, besonders der Myelocyten. Ein mäßiger, bis dahin bestehender Ikterus war am 16. Tag verschwunden. Innerhalb von 2 Monaten stieg das Hgb. auf 62%, die Erythrocyten auf 4400000, die Erythroblasten waren nach einem Monat nicht mehr im Blutbild nachweisbar. Als Behandlung hatte das Kind Eisen erhalten. Diese Anämie wurde von ECKLIN als kongenitale sekundäre Anämie aufgefaßt, wobei die Frage nach der Noxe unbeantwortet blieb.

Wir haben hier also eine Familie vor uns, in der 2 Kinder einem Icterus gravis erlegen waren, das Kind mit der Neugeborenenanämie hatte ebenfalls einen lang dauernden Ikterus. Aber im Vordergrund des Krankheitsbildes stand die Anämie, und sie gab der Beschreibung des Falles den Namen. Heute würden wir von einem familiären Icterus gravis neonatorum sprechen, bei dem ein Familienmitglied einen Ikterus überstand und an einer Anämie litt. Wir können die Mitteilung von ECKLIN fast als ein alternierendes Auftreten der beiden Erythroblastenkrankheiten, des Icterus gravis und der Anaemia neonatorum, betrachten.

1924 erschienen zwei weitere Mitteilungen über die Neugeborenenanämie. Der eine Fall stammt aus Amerika, woher später noch zahlreiche Berichte über Neugeborenenanämien kamen.

Donally berichtet über ein Kind, das keinen Ikterus durchgemacht hatte; am 12. Lebenstag betrug das Hgb. nur 20%, die Erythrocytenzahl 918000. Es bestand eine geringe Anisocytose, selten waren Poikilocyten erkennbar. Auf 100 Leukocyten wurden 3 Erythroblasten gezählt, d. h. 876 im Kubikmillimeter oder 0,1% der Erythrocyten. Die Reticulocyten betrugen 4,6%. Das Kind erhielt zwei Bluttransfusionen und erholte sich. Es blieb in der weiteren Beobachtungszeit gesund.

Der Fall Donally bietet ein anderes Bild als Ecklins Veröffentlichung. Es fehlte ein Ikterus, ebenso die Familiarität des Leidens, die Anämie war hochgradiger, aber die Vermehrung der kernhaltigen roten Blutkörperchen hielt sich in niedrigeren Grenzen als bei Ecklin. Wenn man den Fall Ecklin als eine postikterische Anämie ansieht, wie es zuweilen geschieht, dann bildet Donallys Fall den ersten in der Reihe der Neugeborenenanämien.

„Süsstrunk-Typus". Im gleichen Jahr erschien eine Mitteilung von Süsstrunk über die Neugeborenenanämie. Sein Patient wurde am 3. Tag ikterisch, die Gelbsucht blaßte aber bald ab. Am 7. Tag sah das Kind wachsbleich aus, die Milz war am Rippenbogen palpabel, die Leber leicht vergrößert. Das Blutbild: Hgb. 26%, Ery. 1150000. Auf 100 Leukocyten kam 1 Erythroblast = 100 im Kubikmillimeter = 0,009%. Am 10. Tage starb das Kind. Die Sektion ergab eine starke Anämie aller Organe und eine leichte Vergrößerung von Leber und Milz. In beiden Organen bestand eine deutliche Hämosiderose. In der Leber fanden sich spärliche und kleine Blutbildungsherde, ebenso waren in der Milz kleine Blutbildungsherde zu sehen, aber in etwas größerer Zahl als in der Leber. Das Knochenmark enthielt zahlreiche kernhaltige rote Elemente und Myeloblasten. In der Familie des Patienten waren 3 ältere Geschwister im Säuglingsalter gestorben, 2 Kinder, die beiden ersten, waren gesund. Ferner hatte die Mutter 9 Totgeburten.

Man hat diese Verlaufsart der Neugeborenenanämie auch den Süsstrunk-Typ genannt, im Gegensatz zum Ecklin-Typ. Das Charakteristische liegt einmal in dem Fehlen einer Erythroblastämie und dem Fehlen wesentlicher extramedullärer Blutbildung, sodann in dem Fehlen eines schweren Ikterus. Denn die Gelbsucht dieses Kindes ist wohl als ein Icterus neonatorum anzusehen. Die Hämatopoese des Knochenmarks war nicht alteriert, so daß man auch eine aplastische Anämie ausschließen kann. Als Ausdruck des starken Blutzerfalls haben wir die starke Hämosiderose in Leber und Milz anzusehen. Aber die Leber war hier der Hämolyse gewachsen, denn es trat kein Ikterus erheblichen Grades auf. Der durch den Blutzerfall entstandene Gallenfarbstoff konnte von der Leber ausgeschieden werden. Nicht gewachsen war dagegen das hämatopoetische System der Hämolyse. Es kam zu keiner wesentlichen extramedullären Blutbildung, und das aktive Knochenmark unterlag mit seinem Nachschub an Blutkörperchen dem peripheren zerstörenden Prozeß. Welche Schädigung den Blutzerfall bedingte, blieb ungeklärt.

„Aregeneratorische" Form. Da die Prognose der Neugeborenenanämie gut ist, liegen nur recht wenig Sektionsbefunde vor. Sehr ähnlich dem Falle von Süsstrunk war das anatomische Bild bei Brown, Morrison und Meyer.

In der Familienanamnese des Kindes ist erwähnt, daß bei der ersten Gravidität der Mutter wegen Präeklampsie ein Abort eingeleitet wurde, das 2. und 3. Kind waren gesund. Bei dem Patienten, der das 4. Kind war, betrug das Geburtsgewicht 3370 g. Es trat kein Ikterus auf, aber am 6. Tag bemerkte man eine Blässe, Hgb. 50%, Ery. 2500000. Nach einer Übertragung von 25 ccm väterlichen Blutes kam es zu keiner Besserung, der Hämoglobingehalt war auf 20% am 8. Tage abgesunken, die Erythrocytenzahl auf 1380000. Im weißen Blutbild fanden sich unter 60000 Leukocyten Myeloblasten, Metamyelocyten und Myelocyten. Auf 100 Leukocyten kamen 3 Erythroblasten = 1800 im Kubikmillimeter = 0,13% der Ery. Es sind weiterhin im roten Blutbild Poikilo- und Anisocytose sowie

Polychromasie erwähnt. Am nächsten Tag erfolgte der Exitus. In der Leber, die 180 g wog, fehlte eine Vermehrung von Blutbildungsherden, dagegen war das Protoplasma der Leberzellen zum Teil degenerativ verändert. Auch in der Milz bestand keine vermehrte Blutbildung. Im hyperplastischen Knochenmark trat kein Überwiegen der Erythropoese hervor.

Ohne eine Erythroblastose und ohne eine Vermehrung der Erythropoese im Knochenmark verlief die Neugeborenenanämie tödlich, dabei war im Blutbild eine leichte Vermehrung der kernhaltigen Erythrocyten erkennbar.

An diese beiden Beobachtungen schließt sich der Fall von PASACHOFF und WILSON an.

Am Tage nach der Geburt fiel bei dem Kinde, das von gesunden Eltern stammte, eine Blässe zugleich mit einem Ikterus auf. Die Gelbsucht blaßte bald ab, die Blässe wurde deutlicher. Bei der Blutuntersuchung am 5. Tag wurde eine extreme Anämie gefunden, Hgb. nur 8%, Ery. 390000. Im weißen Blutbild mit 16800 Leukocyten waren auch hier Myelocyten und Metamyelocyten zu bemerken. Gelegentlich sahen die Verff. Normoblasten, nie Megaloblasten. Am gleichen Tage erfolgte der Tod. In der Leber standen Myeloblasten einzeln und in kleinen Herden, nur selten sah man reife und unreife rote Blutkörperchen in der Leber. Ebenso fanden sich in der Milz ganz selten Erythroblastenherde, vereinzelt Myeloblasten und Myelocyten herdförmig angeordnet. Das Knochenmark war in Rippen, Sternum und Oberschenkel nur wenig ausgebildet; dabei überwogen die unreifen weißen Blutzellen die Jugendformen der roten Reihe.

Wir haben es wiederum mit einer Neugeborenenanämie zu tun, bei der intra vitam nach dem Blutbild trotz einer extremen Anämie sich nur geringe Anzeichen einer Regeneration fanden. Bei der Sektion fehlten die sonst bei Anämien dieses Lebensalters zu erwartenden Blutbildungsherde außerhalb des Knochenmarks. Darüber hinaus war das Knochenmark selbst hypoplastisch im Gegensatz zu den Fällen von SÜSSTRUNK und BROWN-MORRISON-MEYER.

1935 haben PASACHOFF und WILSON über das 4. Kind ihrer Familienkrankengeschichte berichtet. Die 3. Gravidität war mit einer macerierten ödematösen Frühgeburt geendet. Bei der 4. Schwangerschaft hörten im 7. Monat die Kindsbewegungen auf, das Kind kam 2 Tage später maceriert und ödematös zur Welt. Die Placenta war weich, schwammig und ödematös, in ihren Capillaren waren keine kernhaltigen Erythrocyten zu finden. Das Kind wog 2950 g bei 40 cm Länge. Außer starken Ödemen sah man in den Serosahöhlen eine rötlichbraune Flüssigkeitsansammlung, in der die Benzidinprobe positiv, die Bilirubinprobe negativ ausfiel. Wegen Autolyse der Organe war die mikroskopische Untersuchung erschwert. Jedenfalls glaubten die Verff. feststellen zu können, daß die Menge der Myeloblasten und Erythroblasten vermindert war gegenüber Feten der gleichen Altersstufe.

Diese Familiengeschichte ist darum bemerkenswert, weil sie über das seltene familiäre Vorkommen von Neugeborenenanämie und Hydrops congenitus universalis berichten kann. Die Hypoplasie des Knochenmarks und die geringe Ausbildung von Blutbildungsherden in Leber und Milz sind bei der Neugeborenenanämie auffallend. Soweit die mikroskopische Untersuchung, die mit schlecht konserviertem Material arbeiten mußte, eine Beurteilung zuläßt, schien auch bei dem Hydrops eine Unterentwicklung der Hämatopoese vorzuliegen. Anscheinend war die normale Blutentwicklung der Kinder familiär behindert. Und die Anämie dürfte nur die Folge der Bildungshemmung sein. Auch eine Erythroblastämie konnte nicht eintreten, weil das erythropoetische System völlig darniederlag.

Endlich gehört auch die Mitteilung der beiden ABBOTTS über eine Neugeborenenanämie in diese Reihe.

Ihre Beobachtung ist insofern interessant, als bei der Mutter wegen Myomen eine Röntgenstrahlenbehandlung durchgeführt worden war, die zu einer 2 Jahre lang anhaltenden Amenorrhöe geführt hatte. Bei ihrem Kind mit einer starken Anämie und einem Ikterus fehlte im klinischen Bild eine Vermehrung der Erythroblasten. In der Milz fanden sich keine Blutbildungsherde, in der Leber war jedoch eine mäßige Blutbildung mit Erythropoese nachweisbar. Das Knochenmark der Oberschenkel war blaß und fettreich, in den Wirbelkörpern und im Sternalmark bestand eine deutliche Hämatopoese.

In diesem Fall könnte man mit einigem Recht die vorausgegangene Röntgenbestrahlung der Mutter als auslösende Ursache ansehen.

Die Erythroblastämie und die extramedulläre Bildung von kernhaltigen roten Blutkörperchen tritt in allen diesen Fällen von Anaemia neonatorum in den Hintergrund. Im Vordergrund steht vielmehr die Anämie als die Erythroblastose. Man sieht sich beinahe veranlaßt, die Neugeborenenanämie aus den Erythroblastenkrankheiten herauszunehmen und als eine besondere Krankheit zu betrachten. Aber Erythroblasten im zirkulierenden Blut sind ja nur eine Antwort des hämatopoetischen Systems auf eine Schädigung, einen Reiz. Und diese Antwort bleibt hier aus. Trotzdem ist die Prognose durchaus nicht so schlecht, wie man zunächst erwarten könnte. Wir haben zusammengetragen, was an Sektionsbefunden der Neugeborenenanämie vorhanden ist. Es sterben aber nur sehr wenig Kinder an der Anämie.

1931 sichtete Stransky das Schrifttum über die primären Anämien des Neugeborenen, wie er sie nannte, und er unterschied 2 Gruppen. Bei seinem ersten Typ, der mit einer Vermehrung der Erythroblasten im zirkulierenden Blut einhergeht, sieht man zahlreiche Blutbildungsherde. Die Prognose ist im allgemeinen schlechter als bei der 2. Gruppe von Stransky. Er nennt diesen Typ, bei dem keine Vermehrung von kernhaltigen roten Blutkörperchen zu finden ist, eine aregeneratorische Anämie. Der Ausdruck ist nicht ganz zutreffend, weil gerade unter diesen Fällen viele Heilungen zu verzeichnen sind. Die Heilung muß doch aber auf einer genügenden Regeneration beruhen.

„Erythroblastische" Form. Den ersten Typ von Stransky hat Bernheim-Karrer 1937 die erythroblastische Form der Neugeborenenanämie genannt. Das Musterbeispiel stellt der Fall von Schleussing dar.

Bei dem Mädchen, das mit einem Gewicht von 2500 g zur Welt kam, fiel sofort nach der Geburt eine Blässe auf. Ein Ikterus leichten Grades war vom 1. bis 3. Tag zu sehen. Das Blutbild am 3. Tag zeigte: Hgb. 45%, Ery. 2060000, Leukocyten 2600 mit Myelocyten. Auf 200 Leukocyten kamen 190 Erythroblasten. Am nächsten Tag starb das Kind. Bei der Sektion fand man in Leber, Milz, Knochenmark, Nieren, Lungen, Pankreas, Nebennieren, Lymphknoten und im großen Netz Blutbildungsherde. In den Leberläppchen lagen die Herde als große Zellhäufchen, sie bestanden aus erythro- und myelopoetischen Zellen. In den Parenchymzellen der Leber war Eisenpigment deutlich und vermehrt nachweisbar.

Schleussing nahm an, daß in seinem Fall der Blutbildungsapparat hinter den anderen vollentwickelten Organen und Organsystemen in der Entwicklung zurückgeblieben sei. Wohl hatte das Knochenmark schon die Hämatopoese aufgenommen, aber die extramedulläre Blutbildung hatte noch nicht aufgehört zu funktionieren. Dabei ist noch zu beachten, daß das Geburtsgewicht des Kindes 2500 g betrug, daß also auch in dieser Hinsicht ein Minus vorhanden war.

Zu den erythroblastischen Neugeborenenanämien, bei denen ein Sektionsbefund vorliegt, ist auch der von Frank veröffentlichte Fall zu rechnen, den ich nur nach Stransky zitieren kann. Es bestand eine progrediente Anämie, das Kind hatte am 12. Tag nur 910000 Erythrocyten mit 21 Erythroblasten auf 100 Leukocyten = 10500 im Kubikmillimeter = 1,15% der Erythrocyten. Das Kind starb am folgenden Tag. Bei der Sektion sah man embryonale Blutbildungsherde in Leber und Milz.

1938 teilten WYATT-COOPER-GROAT (Fall 2) eine Neugeborenenanämie mit, daneben bestand ein Icterus neonatorum. Am 10. Tag betrug das Hgb. 19%, Ery. 780000, Reticulocyten 6,4%; Leukocyten 26000. Auf 100 Leukocyten kamen 22 Erythroblasten. Bei der Sektion fand sich in der vergrößerten Leber und Milz Blutbildung. Außerdem bestand eine mäßige Knochenmarkhyperplasie mit jugendlichen roten und weißen Zellen.

Knochenmarksbefunde. Die Sektionsbefunde geben uns nur ein Bild des Endzustandes. Es ist zu erwarten, daß wir mit Hilfe der Knochenmarkspunktionen eine weitere Klärung über die Krankheitsvorgänge bei der Neugeborenenanämie erhalten. Es liegen bisher nur vereinzelt Knochenmarksbefunde über die Anaemia neonatorum vor.

Im normalen Knochenmark des Neugeborenen verhält sich nach POLLITZER die Erythropoese zur Myelopoese am 1. Tage wie 1,6:1; am 6. Tage wie 1:3,5. LICHTENSTEIN und NORDENSEN geben an, daß reife Neugeborene ebenso wie Erwachsene ein Verhältnis von 1:3 bis 4 hätten. Zu gleichen Zahlen kommen auch WILLI sowie VOGEL und BASSEN.

Bei einem Kinde mit Neugeborenenanämie, das HITTI in Wien vorgestellt hat, ergab die Knochenmarkspunktion ein zellreiches Mark mit 84 Erythroblasten auf 100 weiße Zellen. Das entspricht ungefähr einem Verhältnis von 4:5.

1936 hat MANNHEIMER über ein Kind berichtet, das schon bei der Geburt blaß aussah. Am 3. Tage wurde das Blut untersucht, das Hämoglobin betrug 66% mit 3200000 Erythrocyten und 1 Erythroblast auf 200 Leukocyten = 82 im Kubikmillimeter = 0,002% der Erythrocyten. Trotz Blutgaben und Verabreichung von Eisen, Kupfer und Leber sank das Hämoglobin bis auf 17% am 14. Tag mit 950000 Erythrocyten und 24 Erythroblasten auf 100 Leukocyten = 6096 im Kubikmillimeter = 0,64%. Die Knochenmarkspunktion am 12. Tage zeigte ein sehr aktives Knochenmark, wobei die Erythropoese um das Dreifache die Granulopoese übertraf. Eine 2. Punktion in der 11. Woche ergab ein myeloisch-erythroblastisches Mark. Die Anämie ging in Heilung aus.

Ohne eine Knochenmarkspunktion hätte man zunächst an eine aplastische Form von Neugeborenenanämie denken können. Zu der Zeit der ersten Punktion war aber auch schon im Blutbild eine deutliche Erythroblastämie zu finden mit einem Knochenmarksbefund, der eine erhebliche Erythropoese aufwies.

VOGEL und BASSEN haben bei 2 Neugeborenen mit einer Anaemia neonatorum das Knochenmark punktiert. In ihrem 1. Fall, zu dem sie keine klinischen Daten liefern, fanden sie ein Verhältnis der Erythropoese zur Myelopoese von 3:7. Bei dem 2. Fall bestand am 3. Tag ein Ikterus mit Blässe, das Hämoglobin betrug 51%, im zirkulierenden Blut fehlte eine Vermehrung der Erythroblasten. Das Knochenmarksbild war normal. Das Kind konnte durch Eisen und Leber geheilt werden.

Ohne die Knochenmarksuntersuchung wäre man geneigt, von einer aplastischen Neugeborenenanämie zu sprechen. Man hätte eine Insuffizienz des erythropoetischen Systems angenommen, die in Wirklichkeit gar nicht vorhanden war.

Die wenigen bisher ausgeführten Knochenmarksuntersuchungen bei der Neugeborenenanämie lassen also noch keine Schlüsse zu.

Kongenitale Neugeborenenanämie. Bei den Neugeborenenanämien, die wir bisher betrachtet haben, ist die erste Blutuntersuchung frühestens am 3. Lebenstag ausgeführt. Um über die Entstehung weitere Klarheit zu erhalten, müssen wir wissen, ob die Anämie schon bei der Geburt zu finden ist, oder ob sie sich erst nach der Geburt einstellt. Von der Beantwortung der Fragen hängt es ab, wie wir die Entstehung erklären müssen. Wenn schon bei der Geburt eine Anämie besteht, dann müssen wir für die Blutarmut intrauterin wirksame Geschehnisse verantwortlich machen. Kommt es erst postnatal zur Anämie, dann haben wir auf einer anderen Grundlage weiter zu forschen.

Ein Blutbild wird nur sehr selten sofort nach der Geburt angefertigt werden, kaum jemals werden wir ein Blutbild aus Nabelschnurblut in einem Fall von Neugeborenenanämie erhalten.

SANFORD hat bei einem Neugeborenen 1 Stunde nach der Geburt das Hämoglobin mit 48% bestimmt, die Erythrocytenzahl betrug 2500000 bei 68400 Leukocyten und Erythroblasten. Auf 200 weiße Blutkörperchen kamen 27 kernhaltige rote Blutzellen. Am nächsten Tag machte sich eine Gelbsucht bemerkbar, dabei war die H. V. D. BERGH-Probe direkt positiv. Am 4. Tag war das Hämoglobin auf 60% angestiegen, die Erythrocytenzahl auf 3100000, und es fanden sich keine kernhaltigen Erythrocyten mehr. Es war keinerlei Therapie eingeleitet worden, nur eine Röntgenaufnahme der Extremitäten könnte evtl. als Reiz gewirkt haben.

Der Ikterus war hepatocellulär bedingt, wie die direkte Diazoprobe anzeigt. Bemerkenswert ist das rasche Verschwinden der kernhaltigen Erythrocyten aus der Blutbahn. Der rasche Umschwung von der Anämie bei der Geburt zur Besserung am 4. Lebenstag hebt diese Anaemia congenita heraus aus der sonst üblichen Verlaufsart der Neugeborenenanämien. Meist wird die Anämie erst nach einem Intervall bemerkt. SANFORDS Beobachtung unterscheidet sich von den üblichen Neugeborenenanämien.

Anders als bei SANFORD ist das Bild in einem Fall von BONAR-SMITH.

Da in der Familie schon Kinder an einer Neugeborenenanämie gelitten hatten, wurde ihr Patient am 1. Tag untersucht. Hgb. 90%, Ery. 4460000. Erst am 10. Tag setzte klinisch die Anämie ein, das Hgb. sank auf 35% am 12. Tag mit einer Verminderung der Ery. auf 2240000. Es ist noch darauf hinzuweisen, daß keine Vermehrung der Erythroblasten zu finden war. Das Kind wurde ohne Therapie gesund.

Auch in einem Fall der ABBOTTS war schon ein Kind an Neugeborenenanämie erkrankt. Der beschriebene Patient wurde am 1. Tag in die Behandlung gebracht. Hgb. 82%, Ery. 4136000. Gelegentlich fanden sich Erythroblasten, wie die Autoren schreiben, also im Rahmen des Normalen. Erst am 15. Tag machte sich Blässe bemerkbar, jetzt war das Hgb. auf 55% abgesunken, die Ery. auf 2200000. Intramuskulär wurde Blut gegeben, das Hgb. sank noch bis zu 36% am 23. Tag mit 1664000 Erythrocyten. Dann besserte sich die Anämie, und das Kind wurde gesund. Als höchste Zahl der Erythroblasten fanden die Verff. am 16. Tag 2 auf 100 Leuko. = 201 im Kubikmillimeter = 0,008%. Die stärkste Anisocytose bestand am 23. Tag, dem tiefsten Stand des Hgb.; die größte Vermehrung der Reticulocyten nach dem Umschwung der Erkrankung zur Heilung.

Die wenigen am 1. Tage untersuchten Fälle von Neugeborenenanämie sprechen für das Vorkommen von kongenitaler Anämie. Nach dem Verlauf scheint der Fall SANFORD sich entgegengesetzt zu verhalten gegenüber den Fällen von BONAR-SMITH und der beiden ABBOTTS. Bei den letzteren Fällen besteht kurz nach der Geburt eine mäßige, aber deutliche Anämie, die erst nach einem Zwischenraum von mehreren Tagen sich verstärkt.

Eine Beobachtung von BERNHEIM-KARRER fällt etwas aus dem Rahmen, weil bei der Mutter in der Gravidität eine Leberprophylaxe durchgeführt wurde. Diese Mutter hatte schon 2 Kinder durch einen Icterus gravis verloren, sie sind von HOFFMANN beschrieben worden. Vielleicht infolge der Vorbehandlung der Mutter kam es bei diesem Kind erst nach 10 Tagen zu einer Anämie. Das Kind hatte bei der Geburt einen Hämoglobingehalt von 120%, eine Erythrocytenzahl von 5520000, es fanden sich 23137 Erythroblasten = 0,42% der Erythrocyten. Am nächsten Tag betrug das Hämoglobin immer noch 120%, die Erythrocytenzahl 5000000, dabei waren die Erythroblasten auf 0,013% zurückgegangen = 662 im Kubikmillimeter. Am 4. Tage wurde das Blut erneut untersucht, jetzt war das Hämoglobin auf 95% gesunken, die Erythrocyten auf 4520000 mit 0,0013% Erythroblasten oder 57 im Kubikmillimeter. Der Abfall seit der Geburt ist als normal anzusehen. Am 11. Tag war bei dem Kinde eine Anämie deutlich, denn das Hämoglobin betrug 55%, die Erythrocytenzahl 2360000 mit 0,0025% kernhaltigen roten Blutkörperchen oder 66 im Kubikmillimeter.

Während also bei der Geburt eine normale Erythrocytenzahl mit einer erheblichen Erythroblastämie vorhanden war, kam es zur Anämie erst am 11. Tag. Die starke Abnahme der Erythroblasten in den ersten 24 Stunden ist beachtenswert. Die Anämie erscheint bei BERNHEIM-KARRER nicht als die Folge einer intrauterinen Blutzerstörung, dabei ist aber die Leberprophylaxe zu bedenken. Die Beobachtung von BERNHEIM-KARRER gehört jedenfalls in die Gruppe der Erythroblastenkrankheiten, dafür spricht auch die Familiarität.

Entstehung. Wenn wir mit ROHR annehmen, daß die Erythroblasten im zirkulierenden Blut nicht aus dem Knochenmark stammen, sondern aus knochenfernen Blutbildungsherden in die Blutbahn gelangen, dann erleichtert uns diese Annahme das Verständnis der erythroblastischen Neugeborenenanämie. Finden wir einen Milz- und Lebertumor mit Erythroblastämie, so haben wir eine extramedulläre Blutbildung zu erwarten. Im intrauterinen Leben besteht lange Zeit hindurch eine solche Form der Hämatopoese, ein Nebeneinander von Knochenmark und knochenfernen Blutbildungsstätten.

Wir können also bei der Anaemia neonatorum ein Persistieren fetaler Verhältnisse annehmen. Es hat mitunter den Anschein, als ob die Umlagerung der Erythropoese von der Leber auf das Knochenmark gelitten habe. Die Anämie ist so gesehen als eine Entwicklungshemmung zu betrachten. Die Leber hat, wie wir später noch sehen werden, postnatal eine große Arbeit für die Gallenfarbstoffausscheidung zu vollbringen. Das Auftreten von Blutbildungsherden in der Leber deutet auf embryonale Verhältnisse hin, und im embryonalen Leben ist die Fähigkeit der Leberzellen für die Gallenfarbstoffausscheidung gering. Weiterhin dürfte durch die Einlagerung von Blutbildungsstätten in den Verband der Leberzellen die Funktion beeinträchtigt werden. Die Leber ist darum wohl nicht in der Lage, nach der Geburt für die Erythropoese genügend einzuspringen. Andererseits ist das Knochenmark noch nicht genügend weit entwickelt, um allein die Bereitstellung von roten Blutkörperchen zu leisten. Aus den noch bestehenden extramedullären Blutbildungsherden stammt die Erythroblastämie. Die Anämie ist die Folge einer Entwicklungshemmung der Erythropoese. Das Neugeborene kommt mit der Unreife einer Organfunktion zur Welt, die sich einmal in der knochenfernen Blutbildung äußert, andererseits besteht die Unreife des Knochenmarks, welche für die Anämie die Grundlage bildet.

3. Die schwere Gelbsucht der Neugeborenen.

a) Der physiologische Icterus neonatorum.

Bevor wir auf den Icterus neonatorum gravis eingehen, müssen wir uns zunächst mit dem physiologischen Icterus neonatorum beschäftigen.

Im Neugeborenenalter können wir 3 Gruppen von Gelbsuchtserkrankungen unterscheiden:

1. Verschlußikterus. Er entsteht fast immer durch eine Mißbildung der Gallenausführungsgänge. Über den angeborenen Gallengangsverschluß habe ich kürzlich ausführlich berichtet.

2. Infektiös-toxischer Ikterus. Die Gelbsucht ist meist bedingt durch eine vom Nabel ausgehende Sepsis. In diese Gruppe gehören auch die Buhlsche und die Winckelsche Krankheit.

3. Hämolytischer Ikterus.

Der physiologische Icterus neonatorum hat im Laufe der Jahre seinen Platz in der Gruppe der Ikteruskrankheiten oft geändert. In seiner eingehenden Studie aus dem Jahre 1913 hat Ylppö alle bis dahin aufgestellten Theorien angeführt. Das Ergebnis seiner eigenen Untersuchungen war die Auffassung, der Neugeborenenikterus sei hepatisch bedingt. 1930 veröffentlichten Anselmino und Hoffmann ihre Beobachtungen, und sie kamen zu dem Schluß, der Icterus neonatorum sei rein hämatogenen Ursprungs. Im gleichen Jahr unterzog Volhard die bis zu dieser Zeit vorliegenden Arbeiten einer Kritik; das Ergebnis war eine hepatogene Entstehung.

Klinisches Bild. Der Icterus neonatorum ist gekennzeichnet durch seine Gutartigkeit. Am 2. oder 3. Tage nach der Geburt werden viele Neugeborene gelb. Die Gelbsucht ist oft eben nur angedeutet, sie kann aber auch recht intensiv sein. Nach kurzer Dauer blaßt der Ikterus wieder ab. Das Allgemeinbefinden ist nur wenig oder gar nicht gestört, gelegentlich beobachtet man bei den ikterischen Kindern Schläfrigkeit und Juckreiz, Erscheinungen, die wir beim Ikterus des Erwachsenen gleichfalls zu sehen bekommen. Die Gelbfärbung zeigt eine eigenartige und darum charakteristische Verteilung. Zuerst wird die Haut im Gesicht und auf der Brust befallen, in den leichten Fällen bleiben andere Körperstellen frei von jeder Gelbsucht. Bei deutlicherem Ikterus folgen dann Bauch, Rücken und Extremitäten, erst zuletzt werden Zehen und Finger gelb verfärbt. Die Conjunctiven sind beim echten Icterus neonatorum nur wenig befallen.

Der Stuhl ist beim Icterus neonatorum gefärbt, der Urin hell, er enthält keinen gelösten Gallenfarbstoff, die Gmelinsche Probe fällt dementsprechend negativ aus. In Harnzylindern und in Harnzellen findet man Gallenpigment in Form von Körnchen, die „masses jaunes" der Franzosen.

Ungefähr 75—85% aller ausgetragenen Neugeborenen bekommen einen Icterus neonatorum. Die Zahlenangaben über die Häufigkeit schwanken recht beträchtlich. Das liegt aber wohl mehr an den Beobachtern als an dem Ikterus. Unter der rosigen Hautfarbe des Neugeborenen läßt sich der gelbliche Farbton oft schwer erkennen. Wird auf der Wochenstation nicht besonderer Wert auf das Erkennen des Icterus neonatorum gelegt, so wird mancher Ikterus nicht bemerkt werden. Es war für mich immer wieder interessant, wie in ein und derselben Klinik die Häufigkeit wechselte, sobald die Stationsschwester oder der Stationsarzt abgelöst wurden.

Außer dem manifesten Icterus neonatorum kann man einen latenten Ikterus bei fast allen Neugeborenen feststellen. Mit ihrer Kollodiumreaktion konnte A. Hirsch bei 95% der untersuchten Neugeborenen ein positives Ergebnis erzielen, und sie fand bei weiteren 2% einen fraglichen Ikterus. Es wurde an der Außenseite der Oberarme Kollodium aufgetragen, dadurch die Haut anämisiert;

nach dem Entfernen des Kollodiums war die Haut blaß und ikterusfrei. Innerhalb weniger Minuten kam es dann zu einer starken Hyperämie, nach 2—3 Minuten war die Hautpartie leicht ödematös geschwollen und stärker ikterisch als die angrenzenden Hautbezirke. Am 1. Lebenstag fiel die Hautprobe bei 41% aller Neugeborenen positiv aus, bei 38% war sie fraglich. Am 4. Lebenstag zeigten, wie gesagt, 97% der Kinder eine Reaktion. Damit ist festgestellt, daß alle Neugeborenen eine Ikterusbereitschaft, einen latenten Icterus neonatorum, haben.

Das Geburtstrauma scheint für das Auftreten der Gelbsucht unwesentlich zu sein, da Frühgeburten einen stärkeren Ikterus bekommen als reife Neugeborene, und das Geburtstrauma ist bei Frühgeborenen doch sicher geringer.

Wenn der Icterus neonatorum zu den Ikterusformen gehört, die durch die Einlagerung von Gallenfarbstoffen bedingt sind, dann müssen wir eine Vermehrung von Bilirubin in Blut und Geweben erwarten. Sektionen haben erwiesen, daß beim Icterus neonatorum sich der Gewebsikterus auf die Intima der Gefäße beschränkt, wenn die Gelbsucht nur gering ist. Nieren und Milz sind kaum beteiligt. In den Markkegeln der Nieren sieht man bisweilen Bilirubininfarkte neben Harnsäureinfarkten.

Bilirubingehalt im Blut. Die Vermehrung des Bilirubins im Blut bei Neugeborenen haben 1913 YLPPÖ und A. HIRSCH gefunden. Die Zahlenangaben über die Bilirubinmengen im Neugeborenenblut schwanken, es sind sich jedoch alle Untersucher über den erhöhten Bilirubinspiegel einig. Schon im Nabelschnurblut ist der Bilirubingehalt erhöht. Aus der neueren Literatur sei die Angabe von GOLDBLOOM und GOTTLIEB zitiert, die nach der Methode von H. v. D. BERGH Werte zwischen $2^1/_2$ und 8 Einheiten im Nabelschnurblut fanden. In eigenen Untersuchungen an Nabelschnurblut ergaben sich Werte zwischen 1,1 und 4,6 mg%.

Die Untersuchungen an Nabelschnurblut waren mir durch das Entgegenkommen der Univ.-Frauenklinik (Direktor: Prof. Dr. SCHULTZE-RHONHOFF) möglich, dem an dieser Stelle noch einmal der beste Dank ausgesprochen sei. Sofort nach der Geburt wurde die Nabelschnur dicht oberhalb des kindlichen Nabels unterbunden. Es wurden dann einige Wehen abgewartet, damit sich die Nabelgefäße möglichst reichlich mit Blut füllten. Eine zweite Unterbindung erfolgte dann dicht vor der Vulva der Gebärenden.

Es ist überraschend, daß schon im Nabelschnurblut, also vor der Geburt, der Bilirubinspiegel erhöht ist. Es ergeben sich 3 Fragen: 1. Ist die Höhe des Bilirubins im Nabelschnurblut maßgebend für das Auftreten eines Icterus neonatorum? 2. Warum erfolgt postnatal ein weiterer Anstieg? 3. Wodurch ist die pränatale Hyperbilirubinämie bedingt?

Nach HIRSCH geht die Stärke des Icterus neonatorum ungefähr parallel der Menge des Bilirubins. In den ersten 24 Stunden, mitunter auch noch während der ersten 3 Tage, steigt das Bilirubin weiter an. Bei den ikterischen Kindern bleibt das Blutbilirubin für mehrere Tage auf der erreichten Höhe, während bei ikterusfreien Neugeborenen der Bilirubinspiegel nach einem Tag rasch und steil abfällt. Für das Auftreten eines sichtbaren Ikterus sei maßgebend die Ikterusgrenze. Sobald diese Grenze überschritten wird, kommt es nach HIRSCH zur Gelbsucht. Zwischen ikterischen und nichtikterischen Kindern bestände also nur ein quantitativer Unterschied. In ihren Untersuchungen fanden GOLD-

Bloom und Gottlieb die Ikterusgrenze bei 4 Einheiten; sind 4 oder mehr Einheiten Bilirubin nach H. v. d. Bergh nachweisbar, so entsteht ein sichtbarer Ikterus.

Bilirubinstoffwechsel. 1937 berichteten Ross, Waugh und Malloy, daß in ihrem Material die Kinder mit Icterus neonatorum die höchsten Blutbilirubinmengen aufwiesen. Die Höhe des Blutbilirubins im Nabelschnurblut spielt nach diesen Untersuchungen also gewiß eine Rolle für das Manifestwerden der Gelbsucht. Nun ist aber mit der Messung der Bilirubinwerte im Blut nur ein Augenblicksbild im Bilirubinumsatz erfaßt. Die Höhe des Gallenfarbstoffs im Blut ist abhängig von der Bilirubinbildung und der Bilirubinausscheidung. Kinder, die schneller das Bilirubin auszuscheiden vermögen, werden den Bilirubingehalt des Blutes auf einer niedrigeren Stufe halten als Neugeborene, bei denen die Bilirubinausscheidung geringer ist. Wir müssen daher kurz auf die Bilirubinausscheidung des Neugeborenen und des Fetus eingehen.

Die ersten zahlenmäßigen Untersuchungen stammen von Ylppö. Er fand im Meconium von 2 Frühgeburten 3,87 bzw. 3,91 mg Gallenfarbstoff. Bei 6 ausgetragenen Neugeborenen war der Durchschnitt 32,9 mg im Gesamtmeconium. Die gesamte im fetalen Leben gebildete oder, richtiger gesagt, von der Leber ausgeschiedene Gallenfarbstoffmenge ist jedenfalls recht klein. Während der ersten 13 Lebenstage betrug in Ylppös Untersuchungen die abgegebene Gallenfarbstoffmenge 120—160 mg. In den ersten 13 Tagen ist sie mithin 4—5mal so groß als in den ganzen 9 Monaten des intrauterinen Lebens. Nach Ylppö besteht kein Zusammenhang zwischen der ausgeschiedenen Gallenfarbstoffmenge und der Intensität des Ikterus. Dagegen fand auch er den erhöhten Bilirubinspiegel des Nabelschnurblutes und einen weiteren Anstieg von dem erhöhten Wert aus für 3—10 Tage bei jedem Neugeborenen, gleichgültig ob es zu einem Icterus neonatorum kam oder nicht. Der Anstieg verlief aber verschieden steil, je steiler er war, desto deutlicher war die Gelbsucht ausgeprägt. Bei Frühgeburten war der Bilirubinspiegel im Blut besonders hoch, der postnatale Anstieg dauerte 6—10 Tage, der Bilirubinspiegel hielt sich länger über der Ikterusgrenze. Volhard weist darauf hin, daß in Ylppös Tabellen die Gallenfarbstoffausscheidung bei ikterischen Kindern in den ersten Tagen geringer ist als bei nichtikterischen. Es ist also eine Stauung vor den Leberzellen wahrscheinlich.

Da Ylppö fand, daß bei Frühgeburten nur wenig Bilirubin in den Darm von der Leber abgegeben wird, so kann der erhöhte Bilirubinspiegel im Blut damit erklärt werden, daß die Leber noch zu unreif ist, um Bilirubin auszuscheiden. Die Hyperbilirubinämie des Frühgeborenen gegenüber dem Ausgetragenen ist der Ausdruck einer Ausscheidungsinsuffizienz der Leber.

Ross, Waugh und Malloy untersuchten erneut den Bilirubinumsatz des Neugeborenen. Bei ihnen ergab sich, daß im Stuhl von ikterischen Kindern weniger Bilirubin enthalten war als bei nichtikterischen. Im Harn fanden sie bei ikterischen Kindern weniger Urobilin als bei Neugeborenen, die nicht gelb wurden. Da der Harngallenfarbstoff aus dem Bilirubin im Darm gebildet wird, muß man die verminderte Urobilinmenge im Harn ikterischer Kinder auf ein Minderangebot von Bilirubin im Darm, also auf eine verminderte Ausscheidung des Bilirubins durch die Leber zurückführen. Das Angebot war nach den eben zitierten amerikanischen Autoren bei ikterischen und nichtikterischen Kindern gleich groß. Denn die Blutzerfallsgeschwindigkeit war bei 14 ikterischen und 21 Neugeborenen ohne Ikterus die gleiche. Der Blutfarbstoff ist aber die Quelle für das Bilirubin.

Nach den angeführten Untersuchungsergebnissen können wir über die Entstehung des Icterus neonatorum bisher folgendes sagen: Je reifer ein Kind zur Welt kommt, um so mehr Gallenfarbstoff findet sich im Darm. Bald nach der Geburt erfährt die Gallenfarbstoffausscheidung durch den Darm einen beträchtlichen Aufschwung. Bei Frühgeburten enthält das Meconium sehr viel weniger Gallenfarbstoff. Die Ausscheidung des Gallenfarbstoffs, d. h. die Funktion der Leberzellen, steigt in dem letzten Monat vor der Geburt erheblich an. Je jünger und unreifer ein Kind zur Welt kommt, um so höher liegt seine Aussicht für eine Gelbsucht. Wir führen also vorläufig den Icterus neonatorum und die Intensität der Gelbsucht zurück auf die Leistungsschwäche der Leberzellen.

Funktion der Leber bei Neugeborenen. Für eine Insuffizienz der Leber, die wir zum Teil für den Ikterus verantwortlich machen, sprechen noch einige Beobachtungen. Im Harn des Neugeborenen ist nur wenig Gallensäure nachweisbar; YLPPÖ fand im Mischharn von ikterischen Neugeborenen nur eine sehr geringe Menge an Gallensäuren. Die Gallensäuren sind ein spezifisches Leberprodukt. Wir müßten demnach beim Neugeborenen eine Unreife zur Synthese der Gallensäuren annehmen, wenn in diesem Alter genügend Material zur Bildung an die Leber angeboten würde, was bisher nicht untersucht ist. ROSENTHAL und MEIER zeigten beim Icterus neonatorum eine Verminderung des Blutcholesterins.

Das Cholesterin ist schon im Nabelschnurblut vermindert, wie sich in eigenen Untersuchungen ergab. Dabei ist besonders das veresterte Cholesterin herabgesetzt. Als Durchschnitt aus einer Reihe von Nachprüfungen erhielt ich Werte von 62 mg% für das Gesamtcholesterin und von 11 mg% für verestertes Cholesterin. Bei der Aufbewahrung in vitro steigt das Cholesterin im Plasma bald an, wohl infolge von Hämolyse. Dabei erhöht sich der Prozentsatz des freien Cholesterins stärker als der Anteil des veresterten. Wenn wir also nach der Geburt beim Neugeborenen einen Anstieg des freien Cholesterins finden, so ist dieser Befund nicht überraschend, da schon im Blut solche Änderungen angebahnt sind.

HEYNEMANN berichtete über eine verminderte Lävulosetoleranz bei Neugeborenen. Einen Mangel an trypanocider Substanz stellten ROSENTHAL und NOSSEN fest. Weiter kann man die reichliche Ausscheidung von Polypeptiden durch den Harn des Neugeborenen für eine Unreife der Leber ansehen, die den intermediären Eiweißstoffwechsel betrifft. Zusammengenommen sprechen diese Befunde für eine Funktionsschwäche der Leber beim Neugeborenen. Es ist daher gewiß nicht abwegig, auch für die Gallenfarbstoffausscheidung eine Insuffizienz anzunehmen.

Bilirubinanstieg nach der Geburt. Es ist nun die eingangs gestellte 2. Frage zu beantworten: Warum erfolgt postnatal ein Bilirubinanstieg? Bilirubin stammt vom Hämoglobin ab. YLPPÖ ging von dem alten Satz von NAUNYN aus, ,,ohne Leber kein Ikterus". Später erwiesen dann Untersuchungen, besonders aus der ASCHOFFschen Schule, eine Bilirubinbildung ohne das Mitwirken von Leberzellen. Es gibt einen Bilirubinikterus ohne Lebererkrankung. Wir suchen heute zu unterscheiden zwischen einem hepatocellulären und einem hämatogenen Ikterus. Hier spielt die führende Rolle das reticuloendotheliale System.

Die Gallenfarbstoffmenge im Blut wird reguliert durch Zufluß und Ausscheidung. Das Verschwinden aus dem Blut besorgen Nieren und Leber, intrauterin wohl auch die Placenta. Cserna und Liebmann fanden im Nabelschnurblut, das aus der Placenta kam, 4,3 Einheiten Bilirubin, während das aus dem Fetus herkommende Blut 5,18 Einheiten enthielt. Für den Fetus ist also die Placenta ein Organ der Bilirubinausscheidung. Die alte Bezeichnung der Placenta als Jecor uterinum gewinnt in neuem Lichte ihre alte Bedeutung. Postnatal sind nur noch die Leberzellen für die Bilirubinausscheidung, und nicht mehr die Placenta, maßgebend. Mit dem Fortfall der Placenta nach der Geburt fehlt damit dem Kind ein Ausscheidungsorgan für den Gallenfarbstoff. Nach Brock überwiegt während der ersten Monate des Fetallebens die placentare Ausscheidung des Bilirubins, gegen Ende der Schwangerschaft tritt daneben in steigendem Maße die Ausscheidung in die Gallenwege.

Schick und Wagner sprechen auch von einer Placentawirkung auf die Bilirubinbildung. Da in der Placenta von Schick ein hoher Eisengehalt gefunden wurde, besonders bei Frühgeburten, sehen die beiden Autoren in der Placenta geradezu auch die Milz und das reticuloendotheliale System des Fetus.

Die Quelle des Bilirubins sind die Erythrocyten, der Zerfall von roten Blutkörperchen ist die Ursache eines hämolytischen Ikterus. Für die Unterscheidung der beiden Ikterusformen, hämatogen und hepatogen, bedienen wir uns der Diazoprobe von H. v. d. Bergh. Wir sprechen von einer direkten Reaktion, hierbei tritt eine Rotfärbung im Serum ohne Zusatz von Alkohol ein. Sie ist bedingt durch Bilirubin, das die Leberzellen passiert hat. Bei der indirekten Reaktion, der Rotfärbung nach Alkoholzugabe, ist das Bilirubin nicht durch die Leberzellen gegangen. Die indirekte Probe zeigt ein anhepatisches Bilirubin an. Bei Krankheiten mit indirekter Bilirubinprobe ist die Hämolyse die Ursache der Bilirubinvermehrung im Blut.

Das im Blute des Neugeborenen kreisende Bilirubin gibt die indirekte Reaktion. Auch im Nabelschnurblut erhält man eine indirekte Diazoprobe. Damit würde der Icterus neonatorum auf Hämolyse zurückgeführt werden müssen.

Hämolyse und Icterus neonatorum. Zur Erklärung der Hämolyse zieht Lenart Isolysine und Isoagglutinine heran. Durch das Übergehen von solchen hämolysierenden Stoffen aus dem mütterlichen Blut in den fetalen Kreislauf sei der Icterus neonatorum bedingt. Der Agglutinationstiter im Serum von Schwangeren ist erhöht. Mengenmäßig kommt eine Verdünnung im fetalen Blut bei der Kleinheit der Verhältnisse nicht in Betracht. Die Hyperbilirubinämie im pränatalen Leben ist nach Lenart die Folge von Isoagglutination. Bei der Geburt gelange durch das Einreißen der Chorionzotten mütterliches Blut in größeren Mengen in den kindlichen Kreislauf, dieser Umstand ist für Lenart die Ursache des Anstieges von Gallenfarbstoff nach der Geburt. Weiterhin spielt für ihn die Ernährung mit Muttermilch eine Rolle, denn auch die Frauenmilch enthält natürlich die mütterlichen Agglutinine.

Gegen diese Anschauung lassen sich einige Einwände erheben. Nach K. v. Öttingen und Witebsky ist die Placenta frei von Gruppenmerkmalen. Sie ist als ein neutrales Organ zwischen Mutter und Kind eingeschaltet. Damit ist Lenarts Auffassung unvereinbar. Es ist auch mit der Erscheinung einer Isoagglutination nicht zu erklären, weshalb fast alle Neugeborenen einen Icterus neonatorum bekommen. Allein auf Grund der Häufigkeit müssen wir die serologischen Immunkörper als Ursache ablehnen. Ob aber solche Reaktionen mitbeteiligt sind beim Auftreten des Icterus gravis, ist erst durch ausgedehnte Nachprüfungen zu entscheiden. Beim Pferd ist im Neugeborenenalter ein Ikterus bekannt, dies ist darum bemerkenswert, weil das Pferd ebenso wie der Mensch 4 Blutgruppen und entsprechende Agglutinationserscheinungen besitzt.

Gegen LENARTs Theorie spricht auch die Erfahrung, die man bei Blutübertragungen mit gruppenungleichem Blut macht. Der Shock, den der Übertritt von heterospezifischem Blut unter der Geburt auslösen müßte, ist sicher derart, daß er mit dem Leben kaum vereinbar ist.

Sauerstoffversorgung und Icterus neonatorum. Es müssen also andere Dinge als Agglutination und Hämolyse durch Lysine den Icterus neonatorum bedingen. ANSELMINO und HOFFMANN gingen zur Erklärung der Hämolyse von der schlechten Sauerstoffversorgung des fetalen Blutes aus. In starkem Kontrast zur hellroten Farbe des mütterlichen Blutes unter der Geburt steht das schwarzrote Blut des Neugeborenen. Im fetalen Leben erhält die Frucht ein arteriell-venöses Blutgemisch. HASELHORST und STROMBERGER haben den Sauerstoffgehalt im Nabelschnurblut bestimmt. Es wurden nur spontane Geburten verwertet. Als Durchschnitt ergab sich aus 22 bzw. 23 Untersuchungen:

	Nabelarterie	Nabelvene
Vol.-% O_2	3,40 (0,37—8,02)	10,14 (4,93—14,88)
Vol.-% CO_2	46,21 (42,43—52,85)	40,71 (34,44—47,88)

(In Klammern sind die niedrigsten und höchsten Werte angeführt.)

Da unter der Geburt die Wehen die Sauerstoffversorgung beeinflußten, untersuchten HASELHORST und STROMBERGER auch die Verhältnisse bei Kaiserschnittkindern. Die Operationen wurden in Lumbalanästhesie vorgenommen, weil Gasnarkosen die Sauerstoffkapazität des Blutes ändern. Es ergab sich die Möglichkeit, gleichzeitig im mütterlichen Blut Bestimmungen vorzunehmen. Das zur Placenta fließende Blut wurde der Arteria epigastrica inferior entnommen, das Abflußblut einer Vene an der Seitenkante der Placenta.

	A. epig. inf.	Vene am Uterus	A. umbilic.	V. umbilic.
Vol.-% O_2	14,19	10,45	0,84	3,97
Vol.-% CO_2	38,92	42,38	47,03	44,95

Aus solchen Zahlen gewinnt man einen gewissen Einblick in die Atmungsfunktion der Placenta. Wir dürfen dabei den Sauerstoffgehalt der A. epig. inf. nicht gleichsetzen dem Sauerstoffangebot für das Kind. Denn das Gefäß versorgt nicht nur das Kind, sondern auch den Uterus und die Placenta. Über das wahre Angebot an Sauerstoff für das fetale Blut wissen wir nichts.

Wenn auch die Sauerstoffversorgung des Fetus so schlecht ist wie nie wieder im ganzen späteren Leben, so reicht sie doch aus; denn gerade in der pränatalen Zeit wächst das Kind stärker als in jeder späteren Lebensphase.

Von dem Sauerstoffangebot verwertet der Fetus eine sehr große Menge. Rund 79% des zugeführten Sauerstoffs werden beim Passieren des fetalen Körpers verbraucht, während der Erwachsene nur 40% des Sauerstoffs ausnützt. Als Vergleich seien die Verhältnisse beim Gesunden gebracht (LANDOIS-ROSEMANN).

	Arterielles Blut	Venöses Blut
Vol.-% O_2	20	12
Vol.-% CO_2	50	43,6

Beim Fetus ist der Sauerstoffbedarf gewiß nicht klein. Wenn auch Bewegung, Verdauung, Aufrechterhalten der Körperwärme fortfallen und Sauerstoff einsparen helfen, beansprucht das starke Wachstum sicher reichlich Sauerstoff.

Fetale Regulation des O_2-Umsatzes. Um der hohen Nachfrage gerecht zu werden, stehen dem Fetus eine Reihe von Hilfsmitteln zu Gebote. Wenn eine gleich große Blutmenge mit verschiedener Geschwindigkeit kreist, so ändert sich für das Gewebe das Angebot. Die Pulsbeschleunigung ist ein Vorgang, der zu einem höheren Sauerstoffangebot führt; und eine Beschleunigung der Herzaktion ist uns von der Auskultation der kindlichen Herztöne her geläufig.

Die Gesamtblutmenge ist beim Neugeborenen erhöht. Die Angaben schwanken bei den einzelnen Autoren, der Grund dürfte in den verschiedenen Untersuchungsmethoden liegen. Nach SECKEL beträgt die Blutmenge des Neugeborenen 12% des Körpergewichts und erreicht damit das Maximum während des ganzen Lebens. Beim Erwachsenen wird die Blutmenge mit 8% angegeben. Vor der Geburt ist die Blutmenge sicher noch größer, da ja auch das Blut bis zur Placenta hin dem Kinde zur Verfügung steht. Bei BROCK ist nebenstehende Tabelle von LUCAS und DEARING wiedergegeben.

Lebenstag	Durchschnittliche Gesamtblutmenge in Proz. d. Körpergewichts
1	15,5
2	15,3
3—4	13,3
5—11	13,7
12—15	12,9

Für die Gesamtblutmenge des Neugeborenen spielt die Abnabelungszeit eine Rolle. Nach Untersuchungen von HASELHORST und ALLMELING beträgt die Gewichtszunahme:

Zeit der Abnabelung nach der Geburt in Min.	1	2	3	4	5	10	15	30
Gewichtszunahme in g	50,4	66,8	71,3	73,9	77,5	89,3	95,1	97,7

Je später ein Kind nach der Geburt abgenabelt wird, um so mehr Blut kann noch in den kindlichen Körper übertreten; dadurch wird die Gesamtblutmenge vermehrt. SCHÜCKING, PORAK und VIOLET stellten einen Einfluß der Abnabelungszeit auf die Intensität des Icterus neonatorum fest; dieser Befund ist durch die größere Blutmenge hinreichend erklärt.

Auch das Verhältnis von Plasma zu Blutkörperchen ist beim Neugeborenen verschoben (SECKEL).

Alter	Plasma : Blutkörperchen	Blutmenge	Plasmamenge
		in Proz. des Körpergewichts	
Neugeborenes	45,0 : 55,0	12,0	5,5
1. Halbjahr	61,0 : 39,0	8,2	5,0
Erwachsener	55,0 : 45,0	7,5	4,0

Pulsbeschleunigung und erhöhte Blutmenge bedeuten für den Motor des Kreislaufs eine Mehrarbeit. Es ist demnach nicht erstaunlich, daß das Herz eine Hypertrophie aufweist, die sich in einer Zunahme des Herzgewichts ausdrückt. Während im späteren Leben das Herzgewicht $^1/_2$% des Körpergewichts ausmacht, beträgt es beim Neugeborenen $^3/_4$%. Bei der Plethora vera mit ihrer vermehrten Blutmenge ist uns eine Herzhypertrophie ebenfalls bekannt.

Betrachtet man das Verhältnis von Blutkörperchen zu Plasma, dann fällt auf, daß die Erythrocyten stark vermehrt sind, und zwar bei einer außerdem noch erhöhten Blutmenge. Diese Tatsache spiegelt sich auch in der Gesamtzahl der roten Blutkörperchen im Kubikmillimeter wieder. NILS FAXÉN hat 1937 dem roten Blutbild im 1. Lebensjahr eine eingehende Arbeit gewidmet. Dort findet man viele Hinweise auf das Schrifttum, und es sind die Angaben zahlreicher Autoren angeführt. Es seien hier die Zahlen von FAXÉN gebracht.

Alter	Hämoglobin in g%	Erythrocyten in cmm
12 Std.	23,2	5 780 000
1 Tag	22,6	5 700 000
2 Tage	23,4	5 550 000
7 Tage	21,7	5 120 000
1 Monat	17,9	4 700 000
1 Jahr	13,4	4 580 000

Einer Veröffentlichung von BOERNER sind folgende Zahlen entnommen:

Der hohe Hämoglobingehalt des einzelnen Erythrocyten findet seine Erklärung zum Teil durch die Makrocytose bei der Geburt. Nach WIECHMANN und SCHÜRMEYER beträgt der Unterschied zwischen dem größten und kleinsten Ery-

Lebenstag	Hämoglobin in g%	Erythrocyten in cmm	Hgb.-Gehalt pro Ery. in 10^{-12} g
1	21,26	5 350 000	40
2	22,22	5 600 000	40
3—6	19,50	5 230 000	38
7	18,56	4 840 000	39
14	15,20	4 230 000	36
Erwachsener	16,25	5 000 000	33

throcytendurchmesser 3,8 μ, beim Erwachsenen nur 2,5 μ. Besonders der größte Durchmesser ist erhöht. Der einzelne Erythrocyt ist hauptsächlich wegen seiner Größe rund 20% hämoglobinreicher. Das Durchschnittsvolumen der roten Blutkörperchen ist etwa um 20% höher als beim Erwachsenen, es erreicht 109 μ^3 gegenüber 87 μ^3 (WINTROBE).

Man ersieht aus diesen Angaben, wie stark die Erythrocytenzahl und -größe erhöht ist. Um einen Anhalt für die Verhältnisse zu geben, habe ich einer Arbeit von HEILMEYER Zahlen für gesunde Erwachsene entnommen.

	Neugeborenes	Erwachsener	Verhältnis
Gewicht in kg	3,500	66,100	18,88 mal
Blutmenge in l ·	0,420	5,64	13,43 mal
Hämoglobin in g% . . .	22,0	16,5	—
Gesamthämoglobin in g .	92,4	942,0	10,19 mal

Bei einem Gewicht, das 18,88 mal so groß ist wie das des Neugeborenen, müßte ein Erwachsener 7,930 l Blut haben oder 1744,5 g Gesamthämoglobin, wenn wir vom Gewicht ausgehen. Anders ausgedrückt: Der Erwachsene hätte unter Neugeborenenverhältnissen bei 16,5 g% Hämoglobin 10,5 l Blut oder bei seiner wirklichen Blutmenge von 5,64 l Blut ein Hämoglobin von 30,93 g%!

Ebenso wie die hohe Pulszahl und die große Blutmenge sind der reichliche Hämoglobingehalt und die zahlreichen Erythrocyten als eine Regulation des Organismus anzusehen gegenüber dem geringen Sauerstoffangebot. Das Sauerstoffangebot beeinflußt weitgehend diese Werte. Bei normalen Tieren trat in GIANNINIS Versuchen eine starke Zunahme der Erythrocyten mit Aniso- und

Poikilocytose neben Polychromasie und ein Anstieg des Hämoglobins auf, wenn die Tiere 3—4 Tage in verdünnter Luft gehalten wurden. 24 Stunden nach Aufhebung der Versuchsanordnung kam es zu einer starken Bilirubinämie mit einem Anstieg bis zu 100%, dabei war die Diazoprobe indirekt positiv. Parallel der Reakklimatisation ging eine Hämoglobinabnahme.

Im Höhenklima sah LÖWY eine absolute Vermehrung der Erythrocyten, bei Sauerstoffatmung stellte FISCHER-WASELS eine Verminderung fest. ANSELMINO und HOFFMANN verglichen die intrauterine Sauerstoffversorgung mit der von Bergsteigern. In großen Höhen steigt nach BARCROFT der Hämoglobingehalt des Blutes bis auf 150% in 4600 m Seehöhe, entsprechend auch die Erythrocytenzahl, sie erreichte in 5550 m Höhe 8320000. Ebenso war die Pulszahl angestiegen auf 120 Schläge pro Minute im Stehen bei 6400 m gegenüber 72 in Meereshöhe. Weiterhin vermag im Höhenklima das Hämoglobin mehr Sauerstoff zu binden (BARCROFT), auch diese Erscheinung findet sich im fetalen Blut wieder (ANSELMINO und HOFFMANN). Die sauerstoffübertragenden Systeme — Glutathion und Katalase — sind im Nabelschnurblut erhöht (ANSELMINO und HOFFMANN), ebenso wie die Katalase bei Bergbewohnern im Blut vermehrt ist.

Hämloyse nach der Geburt. Als erster hat ZIEGELROTH den Icterus neonatorum zum Sauerstoffgehalt des Blutes in Beziehung gebracht. Eingehend und auf Grund neuer eigener Untersuchungen haben dann ANSELMINO und HOFFMANN den Icterus neonatorum als die Folge veränderter Atmungsbedingungen dargestellt. Nach der Geburt ist das Kind nicht mehr auf das sauerstoffarme Placentarblut angewiesen. Mit dem Einsetzen der Lungenatmung stehen dem Blut und damit dem Organismus ganz andere und sehr viel größere Sauerstoffmengen zur Verfügung. Es erübrigen sich alle Regulationsmaßnahmen, die vor der Geburt notwendig waren. Die Pulszahl sinkt ab, die Gesamtblutmenge vermindert sich, Hämoglobingehalt und Erythrocytenzahl gehen zurück. Glutathion und Katalase erreichen den normalen Wert, das Herzgewicht gelangt innerhalb der ersten 2 Monate in das spätere Verhältnis zum Körpergewicht. Aus der frei werdenden Hämoglobinmenge, die gewiß recht groß ist, entsteht Bilirubin. ANSELMINO und HOFFMANN errechnen, daß bis zu 30 g Hämoglobin zu Bilirubin abgebaut werden könnten, von dem Hämoglobin entstammt ein Drittel dem Abbau des Hämoglobins, zwei Drittel der Abnahme der Blutmenge. Die Herkunft des Bilirubins und die Frage nach der Entstehung des Icterus neonatorum ist damit im Sinne der hämatogenen Theorie entschieden, wie ANSELMINO und HOFFMANN sagen. Sie bezeichnen die dargestellten Vorgänge als Reakklimatisation. Der Ausdruck ist nicht ganz zutreffend, denn das Neugeborene paßt sich erstmalig neuen Umweltsbedingungen an. Von Reakklimatisation sprechen wir mit voller Berechtigung bei Bergsteigern, wenn sie sich wieder an früher gewohnte Verhältnisse angleichen.

Auf einen gesteigerten Abbau der Erythrocyten unter oder kurz nach der Geburt weist auch der Befund von ausgesprochener Erythrophagocytose hin, den man im reticuloendothelialen System von Milz und Leber bei Neugeborenen findet. Er fehlt bei Totgeborenen. Nach den Untersuchungen von SCHWARTZ, BAER und WEISER fehlt bei Totgeborenen stets in den KUPFFERschen Zellen der Leber und in der Milz eine Eisenreaktion. Je länger ein Kind nach der Geburt gelebt hat, um so deutlicher war Eisen in diesen Organen nachweisbar. Die

Mobilisierung des Eisenstoffwechsels war unabhängig von dem Entwicklungsgrad der Kinder und richtete sich nur danach, ob die Kinder geatmet hatten oder nicht. Die Ursache liegt in dem Blutuntergang nach der Geburt, das zerfallende Hämoglobin liefert nicht nur den Gallenfarbstoff, sondern auch das Eisen.

Bei ikterischen Neugeborenen ist der Gewichtsverlust nach der Geburt durchschnittlich größer als bei nichtikterischen. Auch der Gewichtsausgleich erfolgt langsamer bei Kindern mit Gelbsucht. Nach ROTT ist die physiologische Gewichtsabnahme fast ausschließlich auf Wasserverlust zu beziehen. Das abgegebene Wasser stammt aus dem Blut und aus den Geweben. Wird das Blut wasserärmer, so bedeutet das nicht nur Verringerung der Gesamtblutmenge, sondern auch Eindickung. Der geringe Erythrocytenanstieg am 2. Lebenstag, den die meisten Untersucher fanden, ist auf die Eindickung zu beziehen. Gleichzeitig wird bei der Eindickung auch das Bilirubin für unsere Bestimmungsmethoden relativ vermehrt. Je stärker die Gewichtsabnahme, desto höher die Bluteindickung, desto höher der Bilirubinanstieg. Die Ikterusgrenze wird dadurch leichter erreicht und der Ikterus manifest.

Bei der Gewichtsabnahme geht auch Gewebswasser verloren. Dies führt zu einer Herabsetzung des Turgors bei ikterischen Säuglingen, eine Beobachtung, die man immer wieder bei Neugeborenen mit einem Icterus neonatorum machen kann.

Als ich mit Nabelschnurblut arbeitete, um verschiedenartigste Bestimmungen vorzunehmen, empfand ich es als sehr störend, daß das Nabelschnurblut leicht hämolysiert. Im Gegensatz zum Blut eines Säuglings oder älteren Kindes gelingt es nur selten, ein hämolysefreies Serum oder Plasma zu gewinnen. Die große Neigung zur Hämolyse konnte ich dadurch beseitigen, daß ich das Blut unter flüssigem Paraffin aufbewahrte. Es ist dann genau so gut haltbar wie jedes andere Menschenblut. Durch Versuche mit der Leukobase von Methylenblau konnte ich mich davon überzeugen, daß durch flüssiges Paraffin kein Sauerstoff dringt. Es ist daher erwiesen, daß die atmosphärische Luft einen Einfluß auf die Hämolyse besitzt. Damit ist der Gedanke naheliegend, daß der Blutzerfall nach der Geburt nicht ein Vorgang der Anpassung, sondern die notwendige Folge des Einwirkens der Außenluft auf das Neugeborenenblut ist.

Warum schon pränatal der Bilirubinspiegel erhöht ist, diese Frage ist schwer zu beantworten. ORTLOPH glaubt, daß gegen Ende der Schwangerschaft mit dem Aufhören der Reifungsvorgänge bei der Frucht eine Rückbildungsphase einsetze. Sie äußere sich an den Erythrocyten als Untergang, durch das reticuloendotheliale System werde das Bilirubin ins Blut abgegeben. Bei der Ausscheidungsinsuffizienz der Leber, die YLPPÖS Untersuchungen an Frühgeburten nachwiesen, komme es zu einer Bilirubinstauung vor der Leber.

SALOMONSEN hat bei 28 totgeborenen Kindern die Hämosiderose in Leber und in Milz verfolgt. Bei Kindern, die vor der 36. Schwangerschaftswoche zur Welt kamen, fehlte eine Eisenreaktion. Im letzten Schwangerschaftsmonat nahm die Menge des nachweisbaren Eisens mäßig zu. Außerdem hat SALOMONSEN 24 lebendgeborene Kinder untersucht. Gleichgültig ob sie als Frühgeborene oder als reife Neugeborene zur Welt gekommen waren, es ließ sich in Leber und Milz stets Eisen nachweisen. Der postnatale Blutzerfall geht auch aus diesen Befunden hervor, ebenso wie aus der oben angeführten Arbeit von SCHWARTZ.

Baer und Weiser. Das Neue in den Beobachtungen von Salomonsen liegt in der Erkenntnis, daß vor der Geburt eine vermehrte Eisenablagerung stattfindet, und zwar erst im letzten Schwangerschaftsmonat. Salomonsens Ergebnisse sprechen, zusammen gesehen mit Ylppös Angaben über die Gallenfarbstoffausscheidung, für einen Blutzerfall im letzten Monat vor der Geburt. Eisen und Bilirubin sind ja Abkömmlinge des Hämoglobins. Der Blutzerfall äußert sich auch in der Erhöhung des Bilirubinspiegels im Blut, wie wir ihn im Nabelschnurblut gefunden haben.

Ein weiterer Faktor, der bei der Entstehung des Icterus neonatorum noch zu beachten ist, liegt in der Capillardurchlässigkeit. Es handelt sich hierbei um die Frage, ob unabhängig von der Höhe des Blutbilirubins ein Sichtbarwerden der Gelbsucht von der Permeabilität der Hautgefäße abhängt. Nach den Angaben von Goldbloom und Gottlieb ist allein die Höhe des Bilirubinspiegels im Blut maßgebend. Wird die Ikterusschwelle, die nach ihnen bei 4 Einheiten liegt, überschritten, dann muß der Ikterus manifest werden.

Schiff und Faerber sprechen hingegen der Capillardurchlässigkeit eine gewisse Rolle für den Ikterus zu. Sie meinen, bei Infektionen werde die Durchlässigkeit geändert, daher käme es bei Infektionen leichter zu einem Icterus neonatorum. Dies mag der Fall sein. Es ist aber zu bedenken, daß bei jedem Infekt die Leber geschädigt werden kann. Die Leberschädigung wird sich bei der unreifen Leber des Neugeborenen, die an sich schon ihrer Aufgabe nicht ganz gewachsen ist, natürlich stärker auswirken und bemerkbar machen.

Anselmino und Hoffmann haben mit Hilfe von Histaminversuchen eine erniedrigte Permeabilität beim Neugeborenen nachweisen wollen. Brock wandte gegen diese Beweisführung ein, daß man mit Histamin nur beweisen könne, es liege ein Subikterus vor; nicht aber sei beweisbar, daß eine erhöhte Durchlässigkeit der Capillaren im Neugeborenenalter mitbestimmend wäre dafür, ob ein Ikterus auftrete oder fehle.

Entstehung. Fassen wir zum Schluß kurz zusammen, wie wir uns das Entstehen des Icterus neonatorum zu denken haben. In den ersten 8 Fetalmonaten ist die Gallenfarbstoffausscheidung durch die Leberzellen gering, sie erhöht sich im letzten Monat vor der Geburt beträchtlich. Parallel geht die Eisenablagerung in Leber und Milz. Nach der Geburt erfolgt ein starker Anstieg der Bilirubinausscheidung und der sichtbaren Hämosiderose. Zusammengenommen spricht dies für einen Blutzerfall schon vor der Geburt. Die Erhöhung des Bilirubingehalts im Nabelschnurblut deutet auf eine Insuffizienz der Leberzellen hin, die wir auch aus anderen Anzeichen erkennen können. Postnatal steigert sich die Hämolyse ganz erheblich. Da die Neugeborenenleber in mancherlei Hinsicht nicht voll funktionstüchtig ist, ist sie dem Ansturm des Bilirubins nicht gewachsen. Die Leber hat außerdem, besonders bei Unreifen, die Hämatopoese mit zu bestreiten. Wenn auch die Leberzelle selbst nichts mit der Blutbildung zu tun hat, so spricht eine deutliche Blutbildung in der Leber gewiß für eine Unreife des Organs. Durch die neuen Kreislaufverhältnisse nach der Geburt erhält die Leber neue Aufgaben. Es strömt ihr nun das Blut aus den Bauchorganen zu, die resorbierten Nahrungsstoffe beanspruchen die Leber. Intrauterin stand dem kindlichen Organismus noch die Placenta als Jecor uterinum zur Verfügung. Nach der Geburt ist die Leber, das wichtigste Organ des intermediären Stoffwechsels, auf sich allein angewiesen. Durch den Ductus venosus Arantii floß ein Teil des von der Placenta kommenden Blutes an der Leber vorbei, postnatal bringt die Pfortader das gesamte Blut der Bauchorgane zur Leber. Die Umstellung der Leber auf ihren neuen Aufgabenbereich erfolgt nicht prompt, sondern allmählich. Daher kommt es nach der Geburt zu einer vorübergehenden Störung mit Bilirubinanstieg und Icterus.

b) Der Icterus gravis neonatorum.

Wenn wir den Icterus neonatorum auf zwei Momente zurückführten, auf die Hämolyse und auf eine Ausscheidungsinsuffizienz der Leberzellen, dann suchen wir weniger nach anatomischen Veränderungen der Leber, sondern wir erblicken mehr in funktionellen Momenten die Ursache.

Der Icterus neonatorum bei Frühgeburten. Von dem physiologischen Icterus der Neugeborenen ist der Schritt nicht weit zur Gelbsucht der Frühgeborenen. Bei ihnen setzt die Gelbsucht oft früher ein als bei reifen Kindern, der Ikterus ist intensiver, und er hält längere Zeit an. Die Frühgeburt kommt nicht nur in bezug auf Länge und Gewicht unreif zur Welt, genau so sehr sind die Organfunktionen unreif. Das trifft ganz gewiß für das Blutbild zu, in dem wir eine Vermehrung der kernhaltigen roten Blutzellen fanden, aber auch die Gallenausscheidungsfunktion der Leberzellen ist noch nicht voll entwickelt, wie die Versuche von YLPPÖ dartun. Es ist daher nicht erstaunlich, daß der hämatohepatogene Ikterus in der Neugeborenenzeit bei Frühgeburten verstärkt erscheint. Auch die Capillardurchlässigkeit könnte dabei mitspielen. Es wäre sicher lohnend, einmal nachzuprüfen, bei welcher Höhe des Blutbilirubins der Hautikterus bei Frühgeburten sichtbar wird. Dadurch könnte man einen Anhalt gewinnen über die Permeabilität der Hautcapillaren für den Gallenfarbstoff bei Frühgeborenen. Die Gelbsucht der Frühgeburten reiht sich an den Icterus neonatorum der reifen Neugeborenen an. Es ist nichts prinzipiell Neues, was uns hier entgegentritt.

Bei der Betrachtung der Gelbsuchtsformen des Neugeborenen führt der Weg uns weiter zu einem neuen Krankheitsbild. Es gibt Familien, in denen mehrere Kinder einen sehr schweren Ikterus durchmachen. Nicht alle überstehen die Gelbsucht, so manches Kind der Familien stirbt in den ersten Lebenswochen und klinisch ist das Hauptsymptom die Gelbsucht. Wenn in einer Familie schon einmal ein solches Ereignis eingetreten ist, dann wird die Mutter mit dem nächsten Kind zum Arzt kommen und ihn fragen, woran denn die schwere Verlaufsart der Gelbsucht bei ihren Kindern liege. Und sie wird vom Arzt erwarten, daß er dies Kind heilt und bei folgenden Kindern die Gelbsucht verhütet.

Der familiäre Icterus gravis neonatorum kann, wie ein Beispiel von NAEGELI zeigt, durch einen familiären hämolytischen Ikterus bedingt sein. NAEGELI schildert eine Familie, in der 4 Kinder in frühester Jugend an schwerster Gelbsucht gestorben waren. Bei dem 5. Kind bestand schon bei der Geburt ein Icterus gravis mit Leber- und Milzschwellung und einer Anämie. Das Kind konnte am Leben erhalten werden, im 4. Lebensjahr wurde die Milz entfernt, 2 Jahre später hatte sich der Patient ausgezeichnet entwickelt. Der Vater der 5 Kinder litt an einer Kugelzellkrankheit, wir haben es also mit einem familiären hämolytischen Ikterus zu tun.

Eigene Beobachtungen. Es gibt aber noch eine andere Form von Icterus gravis familiaris. Die Familiengeschichte eines solchen Falles haben wir bei der Besprechung der Neugeborenenanämie gebracht. Es waren dort 3 Kinder in den ersten Lebenstagen ihrer Gelbsucht erlegen. Einige weitere Krankengeschichten mögen das Bild erneut vor unseren Augen erstehen lassen.

Ursula K. ist das 2. Kind gesunder Eltern. Das 1. Kind kam als Frühgeburt zur Welt und starb mit 6 Monaten an einer Pneumonie. Die Geburt unserer Patientin erfolgte zur normalen Zeit, das Kind sah bei der Geburt vollkommen gesund aus. Am 2. Lebenstag bemerkte die Mutter einen Ikterus, der von Tag zu Tag stärker wurde. Das Kind trank fast überhaupt nicht mehr, und es mußte mit abgespritzter Muttermilch ernährt werden, während es bis dahin gestillt wurde.

Am 3. 10. 38, am 4. Lebenstag, brachten die Eltern ihr Kind in die Klinik. Es wog 2880 g, war 48 cm lang. Die Haut und die Schleimhäute sahen stark ikterisch aus. Leber und Milz waren nicht tastbar vergrößert, der Nabel sah reizlos aus. Im Harn fanden sich Eiweiß, Bilirubin, Urobilin und Urobilinogen. Der Stuhl war anfangs gut gefärbt, er wurde am 7. 10. blutig-schleimig und enthielt auch an den folgenden Tagen Blut, manchmal in Form von Koagulis.

Das Blutbild am 3. 10. ergab: Hgb. 95%, Ery. 4840000, kernhaltige Zellen 27400. Von den Leukocyten waren 1% Stabk., 48% Segm., 2% Eos., 49% Lympho. Auf 100 Leukocyten kamen 36 kernhaltige rote Blutkörperchen = 7253 im Kubikmillimeter = 0,147% der Ery. Es bestand eine mäßige Poikilo- und Anisocytose sowie eine deutliche Polychromasie.

Im Serum war das Bilirubin auf 22,3 Einheiten vermehrt, die Diazoprobe fiel indirekt positiv aus. Wegen eines bronchopneumonischen Befundes fieberte das Kind bis 39°. Die Leber vergrößerte sich bis auf 3 Querfinger unter dem Rippenbogen. Die Blutungen beschränkten sich nicht auf den Darm, auch Hautblutungen kamen hinzu. Eine Schnepperwunde blutete am 10. 10. mehrere Stunden nach. Trotz Bluttransfusion kam es zu Blutungen aus Nase, Mund und Rachen. Am 14. 10. starb das Kind.

Die Sektion ergab: Apfelsinenfarbenes Kind mit gutem Fettpolster. Skleren deutlich ikterisch. Beim Herausnehmen des Gehirns fand sich in der linken mittleren Schädelgrube ein etwa nußgroßes Blutgerinnsel, an der entsprechenden Stelle des Schläfenlappens zeigte sich eine deutliche Substanzverminderung. Ein Kernikterus war nicht zu finden. Bronchopneumonische Herde bestanden im rechten Ober- und Unterlappen. Das Herz war nicht vergrößert. Die vergrößerte Leber sah dunkelolivgrün aus und hatte eine mittelfeste Konsistenz. Auf ihrer Schnittfläche war keine Läppchenzeichnung erkennbar. Die Gallenwege waren frei durchgängig. Auf der Schnittfläche der normal großen Milz wechselten dunkelrote mit grauweißlichen Bezirken ab, sie waren kleinpfenniggroß. Die Pulpa der Milz war nicht abstreifbar. Die Nieren sahen hellolivgrün aus, auf ihrer Schnittfläche nahm die Färbung nach den Papillen hin ab. Im Corpus uteri befand sich ein linsengroßes Blutgerinnsel.

Histologisch ergab sich ein Ikterus der Leberzellen und der Kupfferschen Sternzellen. Die Sternzellen waren hypertrophisch. Die Hämosiderose der Leber war nur gering. In der Leber bestand keine Blutzellbildung. Das Bild der Leber entsprach dem des hämolytischen Ikterus. In der Milz trat das Reticulum deutlich hervor mit Vermehrung der Reticulumzellen und sehr großen Sinusendothelien. Auch in der Milz fehlte eine stärkere Blutzellbildung.

Das Kind ist unter den Erscheinungen eines fortschreitenden Ikterus, zu dem später Blutungsneigung hinzutrat, gestorben. Neben dem Ikterus war im Blutbild eine Vermehrung der kernhaltigen Erythrocyten auffallend. Dabei bestand aber keine Anämie. Der Pathologe sah bei der Obduktion nicht das Bild einer vermehrten extramedullären Hämatopoese, sondern das Bild erinnerte mehr an einen hämolytischen Ikterus.

Klaus Dieter K. ist das 2. Kind gesunder Eltern. Der ältere Bruder ist 4 Jahre alt und gesund. 1937 hatte die Mutter eine Totgeburt. Unser Patient wurde am 16. 2. 39 rechtzeitig geboren. Am 2. Lebenstag begann ein Ikterus, der am 19. 2. von Appetitlosigkeit, Krämpfen und Erbrechen begleitet war.

Am Aufnahmetag, dem 19. 2., sah der Säugling stark ikterisch aus, die Atmung war etwas verlangsamt und schnappend. Die Fontanelle war leicht eingesunken. Noch am Aufnahmetag starb das Kind.

Blutbild: Hgb. 70%, Ery. 3400000. Unter den 27400 kernhaltigen Blutzellen zählten wir 8460 Erythroblasten.

Bei der Sektion fand sich ein starker allgemeiner Ikterus. Unter der Galea bestand links über dem Schläfenlappen ein etwa fünfmarkstückgroßes Hämatom, außerdem sah man eine intensive Gelbfärbung der Kernregion. In den Serosahöhlen war keine vermehrte Flüssigkeitsansammlung zu bemerken. Die Milz wog 15 g, sie war blaurot und von fester Konsistenz. Die Leber wog 95 g, sah dunkelrotbraun aus, eine Läppchenzeichnung war

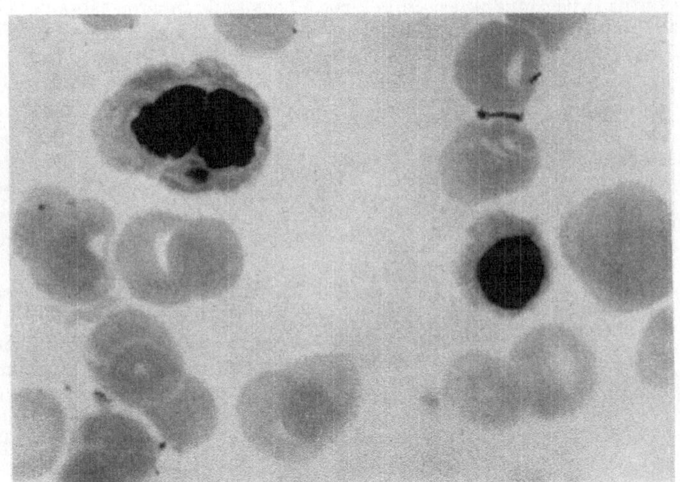

Abb. 1. Im Gesichtsfeld 2 Erythroblasten, davon 1 Makroblast in Mitose. (Ölimm. $^1/_{12}$, Okular 10.)

kaum sichtbar. Auch ihre Konsistenz war fest. Die Gallenblase war mit schwarzbrauner Flüssigkeit gefüllt, die sich bei Druck leicht in das Duodenum entleerte. Sonst waren die inneren Organe o. B.

Histologisch sah man eine sehr ausgesprochene Hämosiderose in der Leber, besonders in den KUPFFERschen Sternzellen, und in der Milzpulpa. Eine Vermehrung von Blutbildungsherden war in beiden Organen nicht deutlich.

Sehr ähnlich liegen die Verhältnisse bei einem weiteren Fall von Icterus gravis, den wir in diesem Jahr beobachten konnten.

Das Kind L. wurde am 8. 1. 40 geboren. Die Eltern und 5 Geschwister sind gesund. 1925 hatte die Mutter eine Fehlgeburt im 4. Monat, 1926 eine Frühgeburt von 7 Monaten.

Unser Patient wurde normal geboren. Schon am 1. Tage bemerkte man eine Gelbsucht, die an Intensität zunahm. Am 10. 1. kam eine Atemschwäche hinzu, und am gleichen Tage starb das Kind.

Blutbild: Hgb. 94%, Ery. 4720000. Auf 100 Leukocyten kamen 37 Erythroblasten. Bei 7800 Leukocyten = 2886 im Kubikmillimeter = 0,063% der Ery. Reticulocyten 47%! Differentialblutbild: Myelocyten $2^1/_2$%, Metamyeloc. 7%, Stabk. $12^1/_2$%, Segm. 63%, Eos. 3%, Baso. $^1/_2$%, Monoc. $4^1/_2$%, Lypmho. 7%. Es bestand eine starke Polychromasie und eine mäßige Anisocytose. Die kernhaltigen Erythrocyten besaßen meist ein basophiles Plasma, ihre Kerne waren in Mitose und in Radspeichenform zu sehen. Ganz selten fanden sich Makroblasten mit tiefblauem Plasma und dichtem Kern (s. Abb. 1 und 2).

Die Reticulocyten wurden gefärbt in Anlehnung an die Methode von HEILMEYER [Dtsch. Arch. klin. Med. **171**, 129 (1931)]. Mit der Hgb.-Pipette wurde Blut aufgezogen und in ein paraffiniertes Uhrschälchen ausgeblasen. Dazu kam dann 1 Tropfen 3proz. Natriumcitratlösung und 2 Tropfen einer Brillantkresylblaulösung (Brillantkresylblau 1,0; physiologische Kochsalzlösung ad 100,0). Das Glasschälchen kam 15 Minuten in feuchter Kammer in den Brutschrank. Danach wurde auf trockenem Objektträger ein Blutausstrich angefertigt. Nachdem das Präparat an der Luft getrocknet war, wurde es 5 Minuten lang in reinem Methylalkohol fixiert. Anschließend erfolgte die Färbung mit Giemsalösung 8 Minuten lang.

Man erhält mit dieser Färbemethode sehr klare Reticulocytenbilder. Bei anämischen Kindern wurde etwas mehr Blut verwendet, damit die Ausstriche nicht zu dünn wurden. Die schönsten Reticulocyten sahen wir bei Kindern mit Icterus gravis. Bei dem Kinde L., von dem die Abb. 2 stammt, waren die Reticulocyten derart vermehrt, daß jede zweite rote Blutzelle eine Vitalgranulierung aufwies.

Das Bilirubin im Serum gab eine indirekte und die Spur einer direkten Diazoprobe.

Bei der Sektion war die Haut ikterisch gefärbt, ebenso alle inneren Organe. Das Gehirn war deutlich gelb, intensiv gelb sahen die Stammganglien auf beiden Seiten aus. Im Herzbeutel war die etwas gelb gefärbte Flüssigkeit vermehrt. Die normal große Leber hatte eine dunkelrote Farbe. Die Gallenblase enthielt dunkelgrüne, zähflüssige Galle, die sich auf Druck in das Duodenum entleerte. Die deutlich vergrößerte Milz besaß eine feste Konsistenz, ihre Pulpa war nicht abstreifbar, eine Follikelzeichnung war nicht sichtbar. Sonst boten die inneren Organe makroskopisch keinen pathologischen Befund.

Histologisch bestand in der Leber eine diffuse Blutbildung mit Vermehrung der Erythroblasten. Die Blutbildungsherde waren knötchenförmig angesammelt. Die Milz war nicht deutlich verändert. In der Niere bestand ein leichter Ikterus der Harnkanälchen, es fehlte eine ausgesprochene Blutbildung. In der Bauchspeicheldrüse waren die LANGERHANSschen Inseln leicht vermehrt ohne deutliche Vergrößerung.

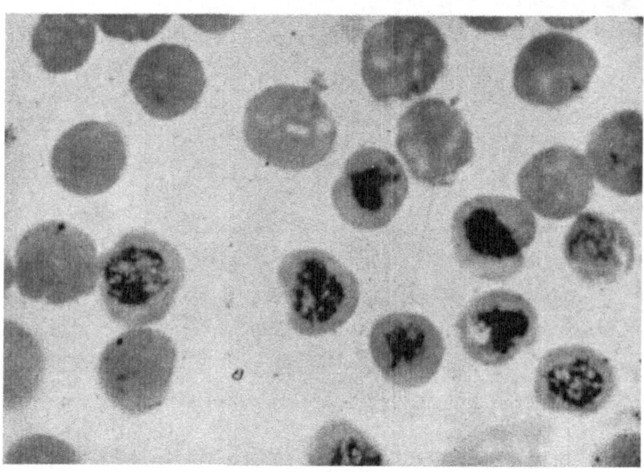

Abb. 2. Reticulocyten. (Ölimm. $^1/_{12}$, Okular 8.)

Wenn man ganz allgemein von einem Icterus gravis neonatorum spricht, so fügt man oft den Namen PFANNENSTIEL hinzu, weil er als erster das Besondere des Krankheitsbildes herausgearbeitet hat. Mitunter wird der Fall ARKWRIGHT als erster der Reihe genannt. Aber nach der kritischen Würdigung von YLPPÖ könnte es sich hier genau so gut um einen familiären hämolytischen Ikterus gehandelt haben. In Deutschland ist der erste Fall von Icterus gravis von LAGRÈZE 1904 veröffentlicht worden, er spricht von einem habituellen Icterus gravis Neugeborener. Als PFANNENSTIEL die von ihm beschriebene Familie zu sehen bekam, erklärte er den Icterus gravis für nahe verwandt mit dem physiologischen Icterus neonatorum.

Klinisches Bild. Das Hauptmerkmal des Icterus gravis ist die Gelbsucht. Der Ikterus tritt sehr früh ein, das Auftreten schon innerhalb des 1. Tages wird in den meisten Beschreibungen besonders hervorgehoben. Dabei schreitet die Hautverfärbung rasch fort, in wenigen Stunden ist das ganze Neugeborene ikterisch. Die Schleimhäute beteiligen sich an der Gelbsucht, und auch die Conjunctiven werden schnell gelb. Das Kind fühlt sich anfangs noch sehr wohl, aber bald ändert sich sein Verhalten. Es trinkt schlechter, es will beim Anlegen nicht mehr ziehen. Darum sieht sich manche Mutter gezwungen, ihrem Kind abgespritzte Muttermilch anzubieten. Auch in dieser Form will das Kind die Nahrung bald nicht mehr nehmen, und wenn es wirklich etwas getrunken hat, dann wird das Getrunkene oft durch Erbrechen wieder abgegeben. Mit der Trinkfaulheit kommt es manchmal bei den Neugeborenen auch zu Schluckstörungen. Eine Mutter, die ihr Kind aufmerksam betrachtet, gibt an, daß dies Kind anders schlucke und trinke als die früheren. Gleichzeitig setzt bisweilen eine unregelmäßige Atmung ein, die man als BIOTsche oder als CHEYNE-STOKESsche Atmung zu bezeichnen hat.

Während des Ikterus ist der Harn dunkel gefärbt, manchmal hat er eine leicht grünliche Farbe. Die Bilirubinprobe ist stets positiv, gelegentlich findet sich auch Eiweiß im Urin. Der Stuhl bleibt während der Krankheit gut gefärbt, dies unterscheidet den Icterus gravis vom angeborenen Gallengangsverschluß.

Ein besonders ungünstiges Zeichen ist das Auftreten von Blutungen. Die Hämorrhagie kann aus den Schleimhäuten erfolgen, oder aber an der äußeren Haut werden Petechien und Sugillationen erkennbar. Aus Mund oder Nase kommt es zu Schleimhautblutungen, mitunter blutet die Nabelwunde, einmal beobachteten wir Darmblutungen in Form von frischem Blut im Stuhl, häufiger wird das Auftreten einer Melaena mit schwarzen Stühlen geschildert.

Einige Kinder mit der schweren Gelbsucht weisen Ödeme auf. Sie deuten auf Zusammenhänge mit Störungen des Wasserstoffwechsels hin, die wir auch beim Hydrops congenitus zu sehen bekommen.

Im Blutserum ist das Bilirubin vermehrt. Es kann eine Höhe von 20 und mehr Einheiten, nach H. V. D. BERGH bestimmt, erreichen. Die Diazoprobe fällt oft direkt und indirekt positiv aus; dies zeigen einige eigene Beobachtungen, und ein gleiches fanden HOFFMANN, ROSENBAUM, SCHIFF und FAERBER u. a.

Schon in den ersten Lebenstagen erliegen die Kinder häufig dem Leiden. Der Tod erfolgt oft ziemlich plötzlich, manchmal gehen gewisse Krampferscheinungen der Extremitätenmuskulatur oder des Gesichtes voraus. Zusammen mit der veränderten Atmung und den Schluckstörungen ergibt sich das Bild einer cerebralen Beteiligung. Wird eine Lumbalpunktion ausgeführt, dann bekommt man einen leicht gelb gefärbten Liquor. Dieser Befund will aber bei Neugeborenen nicht allzuviel besagen. Denn auch beim Icterus neonatorum kann der Liquor gelb aussehen. Eine Vorwölbung der Fontanelle haben wir in unseren Fällen nicht bemerkt.

Blutbild. Wird in den ersten Tagen des Icterus gravis ein Blutbild angefertigt, dann sieht man in den meisten Fällen eine Vermehrung der kernhaltigen roten Blutkörperchen. Das rote Blutbild ist sehr wechselnd beteiligt. Manchmal besteht eine deutliche Poikilo- oder Anisocytose, ein anderes Mal sind die roten Blutzellen weniger betroffen. Im weißen Blutbild findet man eine deutliche Linksverschiebung, dabei können Myelocyten und sogar Myeloblasten auftreten. Die Vermehrung der Erythroblasten ist in manchen Fällen sehr groß. So berichtet KLEINSCHMIDT, daß er einmal 5% der Erythrocyten kernhaltig gefunden habe, YLPPÖS Fall zeigte eine Erhöhung auf 1—1,2%. Dies bedeutet gegenüber der Norm, die bei der Besprechung der Neugeborenenanämie angeführt ist, eine Erhöhung um das 100fache und darüber hinaus.

Bei einem Fall von Altzitzoglou wurde schon am 1. Lebenstag ein Blutbild gemacht, das Hämoglobin betrug 90%, die Erythrocytenzahl 5000000,
darunter 0,11% Erythroblasten. Am 5. Tag war das Hämoglobin auf 70%,
die Erythrocyten auf 3500000 abgesunken mit 0,07% Erythroblasten. Die
Zahl der kernhaltigen roten Blutkörperchen kann sich im Laufe weniger Tage
sehr ändern, wie es ein Fall von de Lange-Arntzenius zeigt. Am 2. Lebenstag
wurden bei dem Kinde mit einem Icterus gravis auf 100 Leukocyten 77 Erythroblasten gezählt, 2 Tage später nur noch 0,3! Bei der Wichtigkeit der Erythroblastämie für die Diagnose eines Icterus gravis neonatorum sollte man daher
nie versäumen, schon frühzeitig ein Blutbild anzufertigen.

Bilirubin im Serum. Die Vermehrung des Bilirubins im Serum findet sich
bei jedem Neugeborenen, worauf schon in dem Abschnitt über den physiologischen
Icterus neonatorum hingewiesen wurde. Ylppö, der auf Grund seiner Untersuchungen über den Bilirubinumsatz des Neugeborenen sicher ein guter Kenner
dieser Fragen ist, weist in seiner Arbeit über den familiären Icterus gravis darauf
hin, daß in seinem Fall schon im Nabelschnurblut der Gallenfarbstoff beträchtlich
erhöht war. Aus äußeren Gründen war eine mengenmäßige Bestimmung nicht
möglich. Aber die Intensität der Gelbfärbung im Nabelschnurserum ließ Ylppö
einen Icterus gravis befürchten, zumal da schon einige Kinder in dieser Familie
an einer schweren Gelbsucht gestorben waren. Man muß demnach annehmen,
daß schon bei der Geburt der Bilirubingehalt des Blutes über das physiologische
Maß hinaus erhöht ist.

Die Hyperbilirubinämie kann entweder durch eine Schädigung der Leberzellen oder eine Ausscheidungsinsuffizienz bedingt sein. Beim Icterus neonatorum
liegt ein Überangebot im Verhältnis zur Leistungsfähigkeit der Leber für die
Gallenfarbstoffausscheidung vor. Beim Icterus neonatorum ist die Diazoprobe
indirekt positiv. Auch beim Icterus gravis neonatorum finden wir meist eine
indirekte Bilirubinprobe, was einen hämolytischen Ikterus wahrscheinlich macht.
Aber beim Icterus gravis ist daneben, oder auch nur allein, die direkte Probe
positiv, damit ist ein Symptom vorhanden, welches für hepatisches Bilirubin
spricht. Kleinschmidt meint, daß gleichzeitig ein hämolytischer und me-
chanischer (Stauungs-) Ikterus vorliege.

Pathologische Anatomie. Bei der Sektion von Kindern, die an Icterus gravis
gestorben waren, sieht man gelegentlich Veränderungen der Leberzellen. Sie
sind teils als Degenerationen, teils als Nekrosen beschrieben (Astrachan, de
Lange, Pfannenstiel, McClure, Slobozianu und Jonescu). Die direkte
Diazoprobe ist also manchmal beim Icterus gravis auf eine Schädigung der
Leberzellen selbst zu beziehen, so daß man auch an eine hepatocelluläre Komponente denken kann.

In anderen Fällen sieht man eine deutliche Gallenthrombenbildung beim
Icterus gravis neonatorum in der Leber, dadurch könnte es zu einer partiellen
Gallenstauung kommen. Nur in Ausnahmefällen hat man mit Sicherheit Ein-
risse der Gallencapillaren gefunden. Diese sind eine Vorbedingung für das Entstehen eines Stauungsikterus.

Nach dem histologischen Bild seines Falles kam Schmincke zu der Auffassung,
der Icterus gravis sei anhepatocellulär bedingt. Dafür sprachen eine starke
Aktivität der vergrößerten und vermehrten Sternzellen, die galliges eisenfreies

und eisenhaltiges Pigment enthielten. Die Pigmentierung der Leberzellen und die Gallenthrombenbildung traten stark zurück. Auch der Milzbefund mit phagocytierten Erythrocyten in den Reticulumzellen sprachen für einen anhepatocellulären Ikterus. Diesem anatomischen Befund entsprach die indirekte Diazoprobe, die bei dem Fall SCHMINCKE-MAYER gefunden wurde. In den wesentlichen Punkten stimmt mit diesem Fall unsere Beobachtung Ursula K. überein.

Neben den Leberzellveränderungen, den Gallenthromben und der Alteration des reticuloendothelialen Systems ist die Blutzellbildung beim Icterus gravis hervorzuheben. Die extramedulläre Blutbildung lokalisiert sich besonders in Leber und Milz, also in Organen, die schon embryonal mit der Blutbildung beschäftigt waren. Die Blutbildungsherde bestehen aus Erythroblasten und jugendlichen Granulocyten, wobei die kernhaltigen Erythrocyten überwiegen. Daneben wird oft über eine vermehrte Eisenablagerung in der Leber berichtet. Sehr bedeutende Siderosen sind von STORK, HUWER, DE LANGE, REHN u. a. beschrieben. Eine mäßige Siderose ist in der Mehrzahl der untersuchten Fälle gefunden worden. Die Eisenablagerung beim Icterus gravis geht anscheinend über das sonst übliche Maß hinaus.

Für die Funktion der Leberzellen ist die reichlich vorhandene Blutbildung sicher nicht ohne Bedeutung. In manchen Fällen erscheinen die Leberzellbalken durch die Blutbildungsherde auseinandergedrängt, ein Bild, das sich beim Hydrops congenitus universalis in stärkerem Umfang wiederholt. Dies hat natürlich eine Abflußbehinderung des Bilirubins in die Gallencapillaren zur Folge, was seinerseits wiederum zur Vermehrung eines hepatischen Bilirubins Veranlassung gibt.

In der Milz steht oft ebenfalls die Vermehrung der Blutbildung im Vordergrund, auch hier handelt es sich um Erythroblasten und um jugendliche Granulocyten. Dabei ist die Zahl der Milzfollikel reduziert. In den Reticulumzellen findet sich oft eine vermehrte Siderose, ferner weisen sie eine deutliche Phagocytose von Blutkörperchen auf. Auch an anderen Stellen hat man beim Icterus gravis Blutbildungsherde gefunden, so in den Nieren, Lungen, Lymphknoten, Nebennieren und im Thymus.

Soweit auf das Knochenmark geachtet wurde, fand man regelmäßig eine Hyperplasie, die Erythropoese war deutlich beteiligt. Die Erythropoese geht über die Normalbefunde hinaus.

Icterus gravis ohne Erythroblastämie. Es fehlt nicht an Veröffentlichungen von Kindern mit einem Icterus gravis familiaris ohne Erythroblastämie. Andererseits ist darauf hinzuweisen, daß es auch eine Gelbsucht mit Vermehrung an kernhaltigen Erythrocyten bei anderen Erkrankungen gibt, z. B. bei der Sepsis und Lues.

Gegenüber den schon erwähnten Fällen von DE LANGE und KLEINSCHMIDT mit der überaus hohen Vermehrung der Erythroblasten wird in einigen Mitteilungen das Fehlen der Erythroblastämie betont.

ASTRACHAN beschreibt als zweiten Fall in seiner Arbeit folgende Familiengeschichte: Die ersten beiden Kinder waren gestorben unter Erscheinungen, die an einen familiären Icterus gravis denken ließen. Das 3. Kind blieb gesund. Beim 4. Kind kam es am 2. Lebenstag zur Gelbsucht, die an Intensität zunahm. Im Blutbild fanden sich am 3. Tag bei 93% Hgb. und 4400000 Erythrocyten auf 100 Leukocyten 37 kernhaltige rote Blutkörperchen, die Gesamtzahl der weißen Blutzellen betrug 4000. Es kamen also auf 100 Erythrocyten

0,034 Erythroblasten oder 1480 auf den Kubilkmilimeter. Trotz Blutgaben, Traubenzucker und Insulin starb das Kind. Bei der Sektion fand man in der vergrößerten Leber Blutbildungsherde.

Das nächste Kind der gleichen Mutter bekam ebenfalls am 2. Tag einen Ikterus, die Leber war leicht vergrößert. Im Blutbild mit 96% Hgb. und 6400000 Erythrocyten war kein einziger Erythroblast zu finden. Als das Kind starb, sah man in der vergrößerten Leber reichlich Blutbildungsherde.

Wir haben es also mit einem familiären Icterus gravis zu tun, bei einem Patienten fehlte jedoch am 2. Lebenstag die Erythroblastämie, obwohl bei der Sektion am nächsten Tag eine deutliche extramedulläre Hämatopoese sichtbar war.

Montlaur und Lévy berichten: Das 1. Kind war gesund. Das 2. starb mit 4 Tagen an einer schweren Gelbsucht. Danach hatte die Mutter eine Fehlgeburt. Während der 4. Schwangerschaft wurde die Mutter mit Quecksilber und Arsen behandelt. Der Junge wog bei der Geburt 3500 g. Vom 2. Tag an kam es zu einer zunehmenden Gelbsucht. Leber und Milz waren nicht deutlich vergrößert. Am 4. Tag ergab das Blutbild: Hgb. 70%, Ery. 3632000. Kernhaltige Erythrocyten waren nicht zu sehen. Am nächsten Tage starb das Kind. In der vergrößerten Leber und Milz fehlten Blutbildungsherde.

Die Erythroblastämie und die Erythroblastose erscheinen als ein häufiges, aber durchaus nicht konstantes Symptom. Der Icterus gravis hängt also mit den Erythroblasten anscheinend nur indirekt zusammen.

Zu den Fällen, bei denen eine Erythroblastämie nicht gefunden wurde, zählt auch die Beobachtung von Kramsztyk. Am 4. Tage wurden bei dem Kinde, das schon 6 Stunden nach der Geburt einen Ikterus bekam, nur 2790000 Erythrocyten ermittelt ohne jede kernhaltige rote Zelle. Leber- und Milztumor, Hautblutungen und Opisthotonus, endlich eine positive Bilirubinprobe im Harn sprachen für einen Icterus gravis. Das Kind erhielt 10 ccm Vaterblut, erholte sich, der Opisthotonus verschwand nach 2 Monaten, später war das Kind völlig gesund. Da hier die Erythroblastämie fehlt, ist man fast geneigt, den Fall Kramsztyk nicht zum Icterus gravis zu rechnen. Aber in der gleichen Familie war das zuvor geborene Kind einer schweren Gelbsucht als Neugeborenes erlegen.

Einen Fall von Icterus gravis familiaris ohne Erythroblastämie beschreibt auch Arondel. Hier war schon ein Kind an schwerem Ikterus und Krämpfen gestorben, das nächste Kind wurde am 1. Tag ikterisch, die Gelbsucht nahm zu, es traten Zuckungen der Extremitäten und der Augenmuskeln auf. Im Blutbild fehlte am 4. Tag jede kernhaltige rote Zelle. Das Kind erholte sich, die Spasmen ließen nach. Im Alter von 9 Monaten war es in seinen statischen Funktionen zurückgeblieben.

Eine Mitteilung von McClure erscheint als ein Übergang zu den Fällen, in denen eine starke Vermehrung der kernhaltigen Erythrocyten im Blut gefunden wurde.

Es liegt anscheinend ein sporadischer Fall von Icterus gravis vor, denn die ersten 4 Kinder dieser Familie waren nur wenig gelb geworden. Bei ihnen handelte es sich wohl um einen physiologischen Icterus neonatorum. Das 5. Kind sah schon bei der Geburt ikterisch aus, wie ein Arzt feststellte. Später kam es zu tonisch-klonischen Zuckungen, am 18. Tag starb das Kind. Im Blutbild, das am 11. Tage angefertigt wurde, war das Hämoglobin auf 75% vermindert, die Erythrocytenzahl auf 2480000. Nach McClure waren die Erythroblasten nicht vermehrt, immerhin war ihre Zahl mit 0,015% erhöht. Im Serum fiel die Probe von H. v. d. Bergh direkt und indirekt positiv aus. Bei der Sektion fanden sich in Leber und Milz Blutbildungsherde.

Bei einer Beobachtung von de Lange und Arntzenius verhält sich die Erythroblastämie anders.

Die erste Geburt der Mutter war eine Fehlgeburt, das 2. Kind kam am Ende des 8. Schwangerschaftsmonats als macerierte Frucht zur Welt. Das 3. Kind starb an einer Pulmonalstenose. Das nächste Kind erlag einem Icterus gravis am 12. Lebenstag, das 5. am 4. Tag.

Das 6. Kind war schon am Tage nach der Geburt ikterisch. Am 2. Lebenstag betrug die Zahl der Erythroblasten 77 auf 100 Leukocyten, die Gesamtzahl der roten und weißen Blutkörperchen ist in der Arbeit nicht angegeben. Am gleichen Tag erhielt das Kind 40 ccm Vaterblut. Die Gelbsucht nahm in den folgenden Tagen an Intensität ab. Das Blutbild am 4. Tag zeigte nur noch 0,3 Erythrocyten mit Kern auf 100 Leukocyten, das Hämoglobin betrug 70%, die Erythrocyten 3760000. Hätte man bei diesem Kind nur am 4. Tag ein Blutbild angefertigt, so hätte man von einer Neugeborenenanämie, die ohne Erythroblastämie bestand, sprechen können. 5 Tage später war die Blutarmut stärker, das Hämoglobin auf 30% abgesunken. Nun erscheint die ganze Krankheit erst recht als eine Anaemia neonatorum. Die Blutuntersuchung vom 2. Lebenstag mit ihrer starken Vermehrung der Erythroblasten gestattet jedoch die Zuordnung des ganzen Krankheitsbildes zu den Erythroblastenkrankheiten. Da in der gleichen Familie mehrere Kinder an einem Icterus gravis gestorben waren, stehen die Verff. nicht an, die Krankheit des 6. Kindes als einen Icterus gravis familiaris aufzufassen.

Man sieht, auch beim Icterus gravis kann die Erythroblastämie fehlen. Andererseits gibt es Fälle, in denen die Vermehrung der kernhaltigen roten Blutkörperchen nur vorübergehend ist. Ein Blutbild, das erst am 4. Tag angefertigt wird, besagt nichts über die Zahl der Erythroblasten am 1. Lebenstag. Wenn wir es anders ausdrücken, so können wir die Erythroblastämie beim Icterus gravis als ein vorübergehendes Ereignis auffassen, das eine Parallele darstellt zur Vermehrung der kernhaltigen roten Blutkörperchen, wie wir sie bei jedem Neugeborenen finden, bei Frühgeburten in erhöhtem Maße. Wir erblicken in der Erythroblastämie ein häufiges, aber kein regelmäßiges Symptom. Ursprünglich hatten KLEINSCHMIDT und sein Schüler ALTZITZOGLOU die Erythroblastämie beim Icterus gravis sehr hoch bewertet. 1939 aber rückt KLEINSCHMIDT von einer Überwertung ab.

Knochenmarksbefunde. Wegen der Veränderungen im roten Blutbild interessieren uns natürlich Knochenmarksbefunde beim Icterus gravis. VOGEL und BASSEN machen hierüber einige Angaben. Ihr 1. Fall mit Leber- und Milztumor sowie 34000 Erythroblasten im Kubikmillimeter starb, und bei der Sektion sah man eine deutliche extramedulläre Blutbildung. Im Sternalmark fanden sie am 2. Lebenstag eine starke Vermehrung der kernhaltigen roten Blutkörperchen, das Verhältnis zu den weißen Zellen betrug 2:1, dabei war das Mark sehr zellreich. Bei einem 2. Fall, dessen Krankengeschichte nicht veröffentlicht ist, war das Verhältnis der roten zu den weißen Blutkörperchen 6,6:1, während es sonst am 2. Tag etwa 1:1 beträgt. Auch hier war das Knochenmark sehr zellreich.

Das Überraschende liegt darin, daß das Knochenmark sehr zellreich ist, wobei die Erythropoese normale Werte überschreitet; dies bei einem Krankheitsprozeß, bei dem extramedullär auch noch eine vermehrte Erythropoese besteht. Es liegt also eine Hyperplasie des erythropoetischen Systems vor. Trotzdem kommt es bei vielen Kindern zu einer Anämie. Man hat daher eine postikterische Anämie bei Neugeborenen von der Anaemia neonatorum im engeren Sinne trennen wollen. Die Neugeborenenanämie haben wir als eine Unreife des hämatopoetischen Systems kennengelernt. Beim Icterus neonatorum gravis ist die Blutbildung ebenfalls unreif, wofür die extramedulläre Blutbildung und die Erythroblastämie sprechen. Bei der schweren Gelbsucht der Neugeborenen kommt noch eine Unreife der Leber hinzu, die sich auf die Ausscheidung von Gallenfarbstoff bezieht. PFANNENSTIEL sprach von einer „funktionellen Mißbildung". Da die Leber sowohl an der Blutbildung wie am Gallenfarbstoffwechsel beteiligt ist, überrascht eine nahe Beziehung zwischen Anaemia neonatorum und Icterus gravis nicht. Ob die Unreife sich mehr als Gelbsucht oder als Blutarmut ausdrückt, ist im Grunde nur eine Frage der Anpassungsfähigkeit einzelner Körperfunktionen.

c) Der Kernikterus der Neugeborenen.

Eine Eigentümlichkeit der Gelbsucht beim Neugeborenen liegt in dem gelegentlichen Vorkommen einer Gelbfärbung der Stammganglien. Während beim Erwachsenen auch eine schwere Gelbsucht nie zu einer Verfärbung von Gehirnkernen führt, beobachtet man im Neugeborenenalter dies Ereignis nicht allzu selten. Als erster hat 1904 Schmorl den Kernikterus in den Stammganglien und im verlängerten Mark von der diffusen Gelbfärbung des Gehirns, wie sie gelegentlich beim Icterus neonatorum zu sehen ist, abgetrennt. Unter 120 Sektionen des Neugeborenenikterus sah Schmorl den Kernikterus in 6 Fällen. Scharf umschrieben in den Zentralganglien und im verlängerten Mark, also beschränkt auf die Kernregion, bestand die Gelbsucht. Die Ganglienzellen waren in diesem Bezirk intensiv gelb gefärbt. Sie erschienen homogen und schwach glänzend, ihr Kern war nur blaß gefärbt. Die Zellen waren also im Zerfall begriffen. Auch das Verhalten der ikterischen Gebiete bei der Konservierung in Formalin und Sublimat war bemerkenswert. Während sonst ikterische Bezirke mit der Zeit grün werden, bleiben beim Kernikterus die Stellen gelb. Erst nach Vorbehandlung mit Alkali trat die Gallenfarbstoffreaktion auf, wenn man die Nitritprobe anstellte.

Den Namen hat Schmorl dem Kernikterus gegeben. Aber schon 1875 hat Orth den Befund beschrieben. Kurz nach der Geburt wurde das gesund geborene Mädchen ikterisch, am 2. Tag starb das Kind, ohne daß außer der intensiven Gelbsucht irgendwelche weitere Krankheitszeichen aufgetreten wären. Neben einer gelben Verfärbung von Pia und Dura sowie des Gehirns im allgemeinen waren die Ganglienzellen in der Umgebung der Ventrikel besonders stark gelb gefärbt.

Nach der Veröffentlichung von Schmorl folgten dann immer häufiger Mitteilungen über den Kernikterus. Sehr oft besteht der Kernikterus bei Fällen von Icterus gravis neonatorum. Zunächst hatte es den Anschein, als gäbe es nur beim Icterus gravis den Kernikterus. Die Schwere der Gelbsucht und ihr frühzeitiges Einsetzen scheinen dabei keine Rolle zu spielen. Denn der angeborene Gallengangsverschluß, bei dem die Gelbsucht oft schon bei der Geburt besteht, und bei dem der Ikterus hohe Grade erreichen kann, ist bisher noch nie mit Kernikterus verbunden gefunden worden.

Kernikterus bei Gallengangsverschluß. 2 Fälle aus der Weltliteratur scheinen dem zu widersprechen. Sie berichten über Kernikterus und angeborenem Gallengangsverschluß bei ein und demselben Kind, aber bei beiden Kindern bestand neben der Mißbildung der Gallenwege ein typischer Icterus gravis.

Der erste Fall ist von Ylppö veröffentlicht. Es handelt sich um eine Familie, in der bereits mehrere Kinder an schwerer Gelbsucht gestorben waren. Das 8. Kind kam mit einem Gewicht von 2620 g und einer Länge von 47 cm zur Welt. Schon nach $1^{1}/_{2}$ Stunden wurde es ikterisch, die Gelbsucht nahm zu, das Kind trank immer schlechter. Im Harn war Bilirubin nachweisbar, Stuhl und Meconium waren gefärbt. Später traten krampfartige Zuckungen und starke Schweißausbrüche hinzu. Am 3. Tag starb das Kind. Schon im Nabelschnurblut war das Bilirubin vermehrt. Im Nabelschnurblut betrug die Zahl der Erythrocyten 5100000 mit 0,1% Erythroblasten. Am 3. Tag war die Zahl der roten Blut-körperchen auf 4400000 abgesunken mit 0,12% Erythroblasten.

Bei der Sektion ergab sich ein Verschluß des Ductus cysticus, der linke Ductus hepaticus mündete dicht oberhalb des Ductus hepaticus communis als Blindsack. In der Leber, und zwar in beiden Lappen, sah man Blutbildungsherde. Im linken Leberlappen fand sich mehr Gallenpigment als im rechten. Dies Kind hatte außerdem einen Kernikterus.

Da nach dem beschriebenen Bild und bei der Familiarität des Leidens ein Zweifel an der Diagnose des Icterus gravis familiaris nicht möglich ist, besteht die Annahme wohl zu Recht, daß Kernikterus und Icterus gravis familiaris als Symptome einer Krankheit hier anzusehen sind. Die Gallengangsmißbildung ist ein Nebenbefund. Solche Kombinationen von angeborenem Gallengangsverschluß mit Icterus gravis familiaris und darüber hinaus noch mit Kernikterus sind eine Rarität. Aber neben der Beobachtung von YLPPÖ mit einem teilweisen Ver-schluß der Gallenausführungsgänge gibt es noch eine zweite. Sie stammt von PASACHOFF und WILSON.

Bei einem Negerkind, das termingerecht mit einem Gewicht von 2780 g zur Welt kam, trat am 2. Tag der Ikterus auf. Die Leber war leicht, die Milz deutlich vergrößert. Im Blutbild zählte man auf 100 Leukocyten 40 Erythroblasten bei 115% Hgb. und 5350000 Ery. Der Ikterus nahm in den nächsten Tagen an Intensität zu, der Stuhl wurde weiß und acho-lisch, eine deutliche Blässe wurde sichtbar. Das Hgb. war am 4. Tag auf 79% abgesunken, die Ery. auf 4360000. Auf 100 Leuko. kamen 18 kernhaltige rote Blutkörperchen, d. h. bei 5740 weißen Zellen 1033 im Kubikmillimeter = 0,024%. Am 5. Tag starb das Kind.

Bei der Sektion fand sich ein Icterus gravis mit Blutbildungsherden in Leber, Milz, Nieren, Nebennieren und Lungen, das Knochenmark war hyperplastisch. Ferner bestand ein Kernikterus, der in Thalamus und Kleinhirn Degenerationsherde mit Gallenpigment-ablagerung zeigte, sowie eine völlige Atresie der extrahepatischen Gallenwege. Zwischen Leber und Duodenum fehlte jede Verbindung, die Papilla Vateri war nicht zu finden. End-lich ergab sich eine Aplasie von Stirn- und Schläfenpartien der Hirnrinde. Sie waren ersetzt durch große Cysten.

Dieser einzigartige Fall ist darum so interessant, weil er zunächst als Icterus gravis mit Erythroblastämie imponierte, es bestand aber keine Anämie. Später entwickelte sich das Bild eines Verschlußikterus und eine Anämie. Hätte man das erste Blutbild am 4. Tag angefertigt, so hätte man keinen Zweifel gehabt, daß es sich um eine Neugeborenenanämie des erythroblastischen Typs handelte. Die Sektion zeigte sowohl eine Verschlußbildung der Gallenausführungsgänge als auch einen Icterus gravis mit einer Vermehrung der extramedullären Blut-bildung. Außerdem hatte das Kind einen Kernikterus, den PASACHOFF und WILSON in Verbindung bringen mit dem Icterus gravis und der Erythroblastenkrankheit.

Klinische Diagnose. Kernikterus bei Icterus gravis neonatorum ist kein allzuseltenes Ereignis. Nach ORTH und SCHMORL haben u. a. BENEKE, ESCH, PFÄLTZER, PALM, PFANNENSTIEL, YLPPÖ, HART, THORLING, HILGENBERG, HUWER, DE LANGE, BOEHNCKE, ZIMMERMANN und YANNET ihn beschrieben. Aus der großen Zahl der Veröffentlichungen seien nur einige herausgegriffen.

Bei BENEKE waren Zwillinge von einem Icterus gravis betroffen. Bei beiden kam es zu Zuckungen der Extremitäten, beide starben, aber nur bei einem wurde die Sektion gestattet, es fand sich ein Kernikterus. HUWER beschreibt Zwillinge mit Icterus gravis und Kernikterus.

Während anatomisch beim Icterus gravis neonatorum recht häufig der Kernikterus gefunden wird, ist die klinische Diagnose schwer zu stellen. Meist ist die Geburt der Kinder normal verlaufen, es finden sich kaum Angaben über besonders erschwerte Geburten. Der Ikterus ist das Hauptsymptom, die Gelbsucht beginnt stets sehr früh, fast immer in den ersten 24 Stunden, und sie wird bald sehr intensiv. Häufig wird über Zuckungen oder krampfartige Erscheinungen bei den Kindern berichtet, gelegentlich über vermehrte Schweißausbrüche. Der Tod erfolgt oft in den ersten Lebenstagen.

Wir haben schon bei der Besprechung des Icterus gravis und der Neugeborenenanämie 3 eigene Krankengeschichten erwähnt (Helmut Z., Ursula K., Klaus-Dieter K.). Diese Kinder waren gestorben, und bei der Sektion hatte man den Kernikterus anatomisch gesichert.

1930 erkannte Ibrahim auf der Tagung der Deutschen Gesellschaft für Kinderheilkunde nur einen Fall von Guthrie als klinisch gesichert an. Hier waren schon 5 Kinder bald nach der Geburt an einem Icterus gravis gestorben. Bei dem betreffenden Patienten, der ebenfalls einen Icterus gravis durchgemacht hatte, bestanden im Alter von $1\frac{1}{2}$ Jahren choreatisch-athetotische Bewegungen bei leichter Hypotonie, das Kind konnte nicht sitzen, nicht stehen und nicht sprechen.

Auf Grund unserer eigenen Beobachtungen möchten wir bei einigen Patienten einen Kernikterus klinisch diagnostizieren, obwohl uns in diesen Fällen ein Sektionsbefund fehlt.

Rudolf S. Die Eltern und 3 ältere Geschwister sind gesund. Der Patient wurde als 4. Kind am 14. 2. 38 rechtzeitig geboren mit einem Gewicht von 4 kg. Am 1. Lebenstag kam es zu einer immer stärker zunehmenden Gelbsucht. Darum wurde das Kind am 19. 2. 38 in die Klinik aufgenommen. Das Gewicht betrug 3400 g, die Länge 50 cm. Der kräftige Säugling war stark ikterisch, auch die Conjunctiven sahen gelb aus. Das rechte Augenlied war ödematös geschwollen. Die Leber überragte den Rippenbogen um 2 Querfinger.

Blutbild: Hgb. 108%, Ery. 4800000, Leuko. 12200. Auf 100 Leukocyten kamen 2 Erythroblasten.

Im Harn war Bilirubin nachweisbar. Nach einigen Tagen klang der Ikterus ab, und das Kind wurde am 23. 2. 38 entlassen.

Am 31. 5. 38 wurde das Kind erneut in die Klinik gebracht. Es war in der Zwischenzeit immer elender geworden und hatte bisweilen Krämpfe. Es wog jetzt 3000 g, seine Länge betrug 52 cm. Der Hautturgor war sehr schlecht. Das Kind hatte einen starken Opisthotonus und bohrte mit dem Kopf rücklings in den Kissen. Das Blutbild war o. B. Das Kind war stets sehr unruhig, gelegentlich traten Spasmen auf. Der Tonus der oberen Extremitäten war leicht erhöht. Mitunter kam es zu plötzlichem Fieberanstieg. Nachts und tags schrie das Kind gellend auf, manchmal kam es zu starken Schweißausbrüchen. Geistig war das Kind stark zurückgeblieben. Am 16. 7. 38 entließen wir das Kind.

Am 3. 8. 38 starb das Kind plötzlich bei hohem Fieber. Eine Sektion konnte nicht stattfinden.

Wolfgang S. ist das 4. Kind gesunder Eltern. Ein Bruder war mit $\frac{1}{4}$ Jahr an einer Pneumonie gestorben, die beiden anderen Geschwister sind gesund. Am 2. Tage nach der Geburt wurde unser Patient gelb. Am 5. Tag arbeitete das Kind plötzlich stark mit den Händen, der zugezogene Arzt stellte Krämpfe fest. Das Kind schrie dabei. Der Urin war meist dunkel. Die Gelbsucht bestand auch noch bei der Aufnahme des Kindes, die im Alter von 7 Wochen erfolgte.

Der Turgor der Haut war sehr schlecht. Haut und Schleimhäute sahen ikterisch aus. Das Fettpolster war reduziert. Leber und Milz waren nicht tastbar. Der Stuhl war stets gefärbt. Im Harn waren Gallenfarbstoffe nicht nachweisbar. Das Bilirubin im Serum betrug 1,35 mg%.

Während der klinischen Beobachtung bohrte das Kind dauernd mit dem Kopf, es schwitzte leicht, hatte oft Fieberzacken. Spasmen der Extremitäten waren zuweilen leicht zu überwinden, um dann erneut einzusetzen. Geistig machte das Kind keinen vollwertigen Eindruck.

Nach der Entlassung war der Zustand des Kindes nach den Angaben der Mutter unverändert. Mit einem halben Jahr starb das Kind.

Günter Paul L. wurde am 8. 6. 30 als 4. Kind gesunder Eltern geboren. Die 3 Geschwister waren im Alter von 2—6 Tagen an Krämpfen und Gelbsucht gestorben.

Am 2. Tag nach der Geburt, die normal verlaufen war, wurde der Junge gelb, er trank nicht mehr, fieberte stark und hatte Zuckungen. Am 11. 6. wurde der Junge in die Klinik gebracht. Turgor und Tonus waren leidlich. Die Haut und die Schleimhäute sahen sehr stark ikterisch aus. Die Leber war leicht vergrößert.

Nach der Entlassung bestand die Gelbsucht noch 6 Wochen lang. Eine Nachfrage im Jahre 1938 ergab folgende Angaben der Mutter: Das Kind hat den Kopf immer nach hinten gehalten, Arme und Beine waren merkwürdig steif. Sehr leicht kam es zu Schweißausbrüchen. Bis zu 2 Jahren war das Kind sehr unruhig, es traten häufig Zuckungen der Extremitäten auf. Dann wurde es langsam besser. Aber es konnte nicht laufen, und wenn es laufen wollte, dann fiel es hin. In der Schule kommt der Junge leidlich mit, nur mit dem Schreiben hat er Schwierigkeiten.

Befund am 25. 8. 38: Schmächtiger Junge mit schlaffer Haltung. Mäßiges Fettpolster. Gesichtszüge frei beweglich, leichte Ptosis beiderseits. Der Kopf wird schräg nach links gehalten. Es fallen unkoordinierte Bewegungen nach Art einer Chorea auf, besonders der Hände. Der Junge kann gehen, weicht aber leicht seitlich ab. Man hat den Eindruck, daß bei willkürlicher Arbeit die Muskulatur beherrscht wird, während bei Ablenkung häufig choreatiforme Zuckungen beobachtet werden.

Wir möchten in diesen 3 Fällen einen Zusammenhang annehmen zwischen der schweren Gelbsucht im Neugeborenenalter und den cerebralen Störungen. Man kann nun nicht erwarten, daß die cerebralen Symptome durch einen Kernikterus mit Gelbfärbung der Kernregionen während des ganzen Lebens verbunden sein müssen. Sterben die Kinder erst nach einem Zwischenraum von einigen Monaten, dann sieht man im Bereich der Stammganglien keinen Ikterus mehr, sondern andere Veränderungen.

Anatomischer Befund bei altem Kernikterus. Einen solchen Fall teilen BURGHARD und SCHLEUSSING mit. Das Kind bekam bald nach der Geburt eine Gelbsucht, die immer intensiver wurde. Am 5. Tag bemerkte man einen Opisthotonus und Hypertonie der Muskulatur. Der Liquor war gelbgrün, enthielt 12/3 Zellen, die H. v. D. BERGH-Probe fiel direkt und indirekt positiv aus. Am 6. Tag kam es zu tonisch-klonischen Krämpfen. Der Ikterus blaßte vom 8. Tage an ab, im Blutbild fand sich zu dieser Zeit ein Hämoglobingehalt von 120%, daneben eine Leukocytose von 20000 Zellen, Polychromasie, Normoblasten und Megaloblasten. Am 11. Tag war der Ikterus verschwunden. Ödeme, die schon zuvor bestanden, verstärkten sich. Im Alter von 4 Wochen war ein Parkinsonismus und Hyperhidrosis zu bemerken. In der 8. Woche war der Liquor normal. Die Beine wurden gekreuzt gehalten, da zunehmend Adductorenspasmen eintraten. Mit 5 Monaten starb das Kind. Im Kerngebiet fand sich eine deutliche Gewebsschädigung ohne Gelbfärbung. Die Schäden schienen älteren Datums zu sein. Der Ikterus, der möglicherweise anfangs auch als Kernikterus bestanden hatte, war im Laufe der Zeit verschwunden, es blieb die Kernschädigung übrig.

Ein Gegenstück zu dieser Beobachtung bildet ein Fall von C. DE LANGE. Bei einem Kind mit Ikterus, positiver Bilirubinprobe im Harn und Erythroblastämie kam es später zu einem Status cerebralis. Im Alter von 5 Monaten starb der Patient. Die Sektion zeigte eine Degeneration im Bereich des Globus pallidus. Die Gelbfärbung fehlte, weil der Ikterus schon zu lange zurücklag.

1935 hat C. DE LANGE erneut über den Kernikterus berichtet, und sie teilt hier eine interessante Beobachtung mit. Bei Zwillingen mit starkem Ikterus starb das Mädchen am 5. Tag. Der Ikterus war bei ihr ohne Erythroblastämie verlaufen. Die Sektion zeigte die Leberzellen vollgestopft mit Eisen- und Gallenpigment, viele Gallenthromben waren sichtbar.

In den Sternzellen ging die Hämosiderose weit über das normale Maß hinaus. Auch im reticuloendothelialen System der Milzpulpa bestand eine sehr starke Vermehrung von Eisenpigment. Es fehlten in der Leber die Blutbildungsherde. Der Knabe wies am 13. Tag eine deutliche Vermehrung der kernhaltigen roten Blutkörperchen auf, im Alter von 7 Monaten bestanden bei ihm extrapyramidale Symptome wie bei dem Kind, über das DE LANGE 1934 berichtet hatte.

C. DE LANGE ist der Ansicht, daß die Hirnkerne nicht primär lädiert würden und dann sekundär den Gallenfarbstoff aufnähmen. Dagegen spricht für sie die wechselnde Größe von Ikterus und Degeneration. So sind die Oliven, die Nuclei dentati und der Flocculus oft am stärksten gelb gefärbt, aber am wenigsten lädiert; umgekehrt verhalten sich Globus pallidus und Corpus subthalamicum, die weniger gelb, aber stärker degenerativ verändert erscheinen können.

HART ist auf Grund seiner Untersuchung eines Falles von Kernikterus der Ansicht, daß der Gallenfarbstoff das primär Schädigende sei, die zunehmende Gelbfärbung der Ganglienzellen gehe einher mit einer Schädigung des Myelins und der Nervenfaser, sekundär käme es dann erst zum Untergang der Ganglienzellen.

In ihrer Arbeit über den Icterus neonatorum gravis und seine Folgezustände glauben HOFFMANN und HAUSMANN, daß der Kernikterus abhängig sei von einer tiefgreifenden Störung in der Leberfunktion. Sie weisen dabei auf Hirnsymptome im Gefolge von akuter Leberatrophie hin. Sie denken auch daran, daß lipolytische Substanzen sowohl die lipoidhaltige Erythrocytenhülle wie das Gehirn schädigen könnten. Die gallige Imbibition muß nach ihnen der Zellschädigung folgen, evtl. parallel gehen, da die normalen Ganglienzellen Gallenfarbstoff nicht annähmen. Sie machen noch darauf aufmerksam, daß vielleicht der Eisengehalt in den Ganglienzellen gerade in diesem Gebiet bedeutungsvoll sein könne.

Eine Krankengeschichte von SCHIFF, TRELLES und AJIURIAGUERRA scheint mir in diesem Zusammenhang bemerkenswert. Bei einer 78jährigen Frau kam es plötzlich zu vorübergehenden Paresen aller vier Extremitäten und zu anfallsweiser Polycythämie. 5 Jahre später bestand eine deutliche Chorea. Klinisch fand man Kleinhirnsymptome mit Augenhintergrundsveränderungen ohne Pyramidenbahnzeichen. Es wurde lumbalpunktiert, der xanthochrome Liquor besaß eine leichte Zell- und Eiweißvermehrung. Nach der Lumbalpunktion wurde die Polycythämie stärker. Akut traten Anfälle von Verwirrtheit auf mit Steigerung der Chorea. Bei der Sektion war das Pallidum demyelinisiert. Die Verfasser fassen das Krankheitsbild: Chorea mit Polycythämie als ein Pallidumsyndrom auf und wollen es mit dem Namen Choreoerythrosis kennzeichnen. Solche Beobachtungen sprechen für Beziehungen zwischen Pallidum und Erythropoese, ein Befund, der vielleicht einmal für die Beurteilung der Erythroblastenkrankheiten Bedeutung gewinnen könnte, insbesondere für den Icterus gravis mit Erythroblastämie und mit Kernikterus.

Eine Mitteilung von DAVISON und WECHSLER beleuchtet das Bild von einer anderen Seite. Bei einem Kinde italienischer Herkunft mit einer Erythroblastenanämie (COOLEY), das die Verfasser im Alter von 10 Jahren zu sehen bekamen, bestand eine leichte Hypertonie und Rigidität der Muskulatur und ein Maskengesicht. Die Reflexe waren gesteigert. Das Blutbild entsprach der COOLEYschen Krankheit mit Vermehrung der Erythroblasten, das Knochenmark war röntgenologisch verbreitert. Als das Kind 1 Jahr später starb, sah man eine Verbreiterung des Markraums in den Schädelknochen, das Mark war hypoplastisch. Ebenso waren die Wirbelkörper und die Rippen verändert, die langen Röhrenknochen waren unbeteiligt. Im Bereich des Globus pallidus sah man eine ausgedehnte sekundäre Demyelinisation. Wir haben es also mit einer COOLEYschen Krankheit und einer extrapyramidalen Störung zu tun. Dieser Fall mit Erythroblastose + Leberzellschädigung + Hirnveränderungen stellt eine Verbindung zum Icterus gravis familiaris mit Kernikterus bei Neugeborenen her.

Kernikterus und Infektion. Schon bald nach der Entdeckung des Kernikterus hatte man sich die Frage vorgelegt, ob eine Infektion mit ihm verbunden sei. Für eine infektiöse Entstehung des Kernikterus hat sich u. a. ESCH, ein Schüler BENEKES, eingesetzt. In seinem Fall war der Nabel infiziert, die Milz sehr groß, schwarzrot und steif. Die Skeletmuskulatur war wachsig degeneriert. Eine solche Degeneration findet man bei entzündlichen Erkrankungen, und dieser Befund spielt beim Kernikterus eine gewisse Rolle.

1912 fand BENEKE erneut bei Kindern mit Kernikterus die wachsige Degeneration mit Leukocyteninfiltration. Als 1914 sein Schüler PFÄLTZER wieder eine diffuse Myositis bei Kernikterus feststellte, wurde es für BENEKE zur Gewißheit, daß der Kernikterus ein infektionsbedingtes Ereignis sei. Demgegenüber betont YLPPÖS Mitteilung über seine Fälle von Icterus gravis familiaris mit Kernikterus ausdrücklich das Fehlen einer Infektion. Auch PALM fand keinerlei Infektion in 2 eigenen Fällen.

In der späteren Zeit hat man des öfteren darauf hingewiesen, daß auch ohne einen Icterus gravis familiaris in der Kernregion eine Gelbfärbung zu beobachten sei. So berichtete 1937 BERNHEIM-KARRER über einen Kernikterus bei einer Sepsis, die vom Nabel ausging. Er zitiert auch einen Fall von Kernikterus bei Sepsis von FUCHS.

Im gleichen Jahr haben BIEMOND und VAN CREVELD 2 Fälle von Kernikterus bei Kindern mit Nabelsepsis und schwerem Ikterus beschrieben. Bei beiden Kindern bestand eine Hypoplasie des Corpus callosum und der Fornix. Da bei Entwicklungsstörungen des Gehirns die Blutliquorschranke insuffizient wird, mag es bei diesen Kindern leichter als sonst zu einer galligen Verfärbung der Ganglienzellen gekommen sein.

1939 hat BOEHNCKE einige Fälle von schwerem Ikterus im Neugeborenenalter veröffentlicht, die einen Kernikterus ohne Erythroblastämie besaßen. Er spricht sich dafür aus, daß es einen Kernikterus geben könne, ohne daß ein Icterus gravis im engeren Sinne der Erythroblastenkrankheit vorliege. Der Kernikterus wird von BOEHNCKE in einigen eigenen Fällen als Folge des Icterus gravis infectiosus betrachtet. Die gelbe Verfärbung der Stammganglien ist für ihn ein uncharakteristisches Symptom.

Entstehung. Der Übertritt von Gallenfarbstoff in den Liquor beim physiologischen Icterus neonatorum spricht für eine größere Permeabilität der Blutliquorschranke in diesem Lebensalter. Selbst eine hochgradige Gelbsucht führt beim Erwachsenen nicht zu einer Gelbfärbung des Liquors. Die Durchlässigkeit der Gefäße ändert sich jedoch bei Infektionen; so findet man gelbe Tränen bei Entzündungen der Tränendrüsen und Ikterus, während ohne eine Entzündung die Tränen trotz eines Ikterus wasserhell bleiben. Es ist daher gut denkbar, daß eine Infektion, zumal bei Neugeborenen mit der niedrigen Blutliquorschranke, mehr Gallenfarbstoff in die Lumbalflüssigkeit und in die Gehirnkerne übertreten läßt. Beim Icterus neonatorum gravis haben wir eine Unreife der Blutbildung und der Leberfunktion bereits kennengelernt. Wir werden später auf einige weitere Anzeichen, die auf eine Unreife hindeuten, zu sprechen kommen. Es ist daher wohl möglich, bei der vielfältigen Unreife der Kinder mit Icterus gravis auch eine unreifere und erniedrigte Permeabilität im Bereich des Zentralnervensystems zu vermuten. Das Verbindende zwischen Icterus infectiosus und Icterus gravis mit Kernikterus glauben wir in der veränderten Permeabilität erblicken zu können. Bei der Erythroblastenkrankheit: Icterus gravis treffen wir einen Kernikterus so häufig an, weil die zugrunde liegende Unreife der Organe und Gewebe eine größere Durchlässigkeit für Gallenfarbstoff schafft. Es bedeuten Kernikterus und Icterus gravis ein Nebeneinander bei übergeordneter Unreife.

4. Hydrops congenitus universalis.

Eigene Beobachtung. Es bleibt nun die dritte der 3 sog. fetalen Erythroblastenkrankheiten zu besprechen, der Hydrops congenitus universalis. Ein Beispiel aus unserem Krankenmaterial möge zunächst das Krankheitsbild darstellen.

Der Vater unserer Patienten ist das einzige Kind gesunder Eltern, in seiner näheren und weiteren Verwandtschaft sind ähnliche Erkrankungen nicht bekannt. Die Mutter ist das Jüngste von 5 Geschwistern. Der älteste Sohn einer Schwester der Mutter lag 1926 in unserer Klinik, er litt an Atembeschwerden, die durch eine Thymushyperplasie bedingt waren. Die Großmutter mütterlicherseits stammt aus einer sehr kinderreichen Familie, in der Generation der Großmutter waren es 22 Geschwister, die nach den Angaben der Eltern keine ähnlichen Krankheitszustände unter ihren Nachkommen erlebten. Wegen des Interesses des Vaters unserer Patienten war die Anamnese eingehend zu erheben.

Das 1. Kind dieser Eltern wurde 1934 geboren, der Junge ist gesund, und er hat sich bis zum heutigen Tage seinem Alter entsprechend entwickelt. Das 2. Kind, ein Mädchen, starb am 3. Lebenstag an einer schweren Gelbsucht im Jahre 1936.

Unser Patient Werner P. wurde am 12. 12. 37 geboren, sein Geburtsgewicht betrug 3550 g. Die Geburt verlief bei Gesichtslage. Das Kind wurde von der Mutter gestillt, beim Auftreten einer Gelbsucht am 2. Lebenstag wurde es auf ärztlichen Rat mit Buttermilch ernährt. Plötzlich begann eine Nackensteifigkeit, der Ikterus wurde rasch stärker. Der Stuhl war goldgelb. Der Hausarzt gibt an, schon am 3. Tage sei im Harn, der etwas dunkel aussah, Bilirubin nachzuweisen gewesen. Er gab am 16. 12. 5 ccm Mutterblut, am 17. 12. 10 ccm Vaterblut und 5 ccm Campolon.

Am 18. 12. 37 wurde das Kind in die Klinik gebracht, es wog 2790 g. Der Junge war kräftig und gut entwickelt. Es bestand ein sehr starker Ikterus, der einen Stich ins Grünliche besaß. Ferner war eine mäßige Nackensteifigkeit mit Opisthotonus zu finden. Die Leber war $1^1/_2$ Querfinger unter dem Rippenbogen palpabel. Im Harn war Urobilinogen nachweisbar, die Bilirubinprobe fiel negativ aus. Das auf 4,4 Einheiten erhöhte Serumbilirubin gab eine direkte und indirekte Diazoprobe.

Blutbild am 18. 12. (7. Lebenstag): Hgb. 90%, Ery. 3920000, Leuko. 19000. Stabk. 1%, Segmentk. 47%, Eos. 3%, Mono. 4%, Lympho. 45%.

Gelegentlich kam es zu Fieberattacken, für die keine Ursache zu finden war. Der Ikterus blaßte allmählich ab. Die Leber wurde im Laufe der Zeit langsam kleiner, zuletzt überragte sie den Rippenbogen nur noch um $^1/_2$ Querfinger. Am 3. 1. 38 entließen wir das Kind mit einem leichten Ikterus und einem mäßigen Opisthotonus.

Bis zum 10. 3. nahm das Kind gut im Gewicht zu, dann erfolgte ein Gewichtsstillstand. Das Kind schlief nicht mehr, es bäumte sich auf. Der Stuhlgang war angehalten.

Am 1. 4. 38 wurde das Kind erneut in die Klinik aufgenommen. Es wog jetzt 4620 g. Es bestanden der Opisthotonus und wechselnde Nackensteifigkeit; die Extremitäten waren spastisch, dabei ließ sich aber zeitweise der Spasmus mit Leichtigkeit überwinden, um dann

erneut einzusetzen. Die Reflexe waren sehr lebhaft. Eine mimische Starre der Gesichts-
muskulatur war unverkennbar, besonders an den Nasolabialfalten war keine Bewegung zu
sehen. Das Kind schielte, und es besaß einen hydrocephalen Blick. Die Stimme war heiser.
Eine Lumbalpunktion am 1. 4. ergab einen klaren Liquor unter erhöhtem Druck ohne Ei-
weiß- oder Zellvermehrung, der Zucker war auf 95 mg% erhöht, Blutzucker 105 mg%. Eine
2. Lumbalpunktion am 18. 4. ergab dasselbe Liquorbild, Zucker 98 mg%. Die Goldsol- und
Mastixkurven verliefen normal. Angelegte Kulturen blieben steril. Auch während des
2. Klinikaufenthaltes kam es zu gelegentlichen Fiebersteigerungen. Am 13. 4. begann eine
Otitis links, die eine Paracentese erforderlich machte, die Paracentese mußte nach einigen
Tagen auch am rechten Ohr ausgeführt werden.

Blutbild am 4. 4. 38: Hgb. 74%, Ery. 4060000, Leuko. 11800. Differentialblutbild
o. B. Ein Blutbild am 23. 4. zeigte das gleiche Bild.

Es wurden 3 Transfusionen mit insgesamt 490 ccm Blut vorgenommen. Außerdem erhielt das Kind Campolon, Vogan, Cebion, Vigantol, Prontosil und Taurolin.

Am 8. 5. 38 entließen wir das Kind. Dauernd bestand der Opisthotonus, das KERNIG-
sche Zeichen war positiv. Mitunter war ein Strabismus zu bemerken. In fieberfreien Perioden
konnte der Kopf nach vorn gebeugt werden, ohne daß das Kind Schmerzen äußerte. Das
Kind lachte dann und trank mit gutem Appetit. Vor neuen Fieberattacken bohrte es mit
dem Kopf in den Kissen und war unruhig. Manchmal kam es während der Fieberperioden
zu stereotypen Bewegungen mit Vorstrecken der Zunge. Das Kind war dann zeitweise ganz
steif. Das Fieber stieg manchmal bis 42°. Ferner sind noch starke Schweiße bemerkenswert.

Nach der Entlassung am 10. 5. traten Pusteln auf, die sich rasch über den ganzen Körper
ausbreiteten. Das Kind wurde wieder unruhig und weinerlich. Darum erfolgte am 15. 8.
1938 eine erneute Aufnahme. Das Kind litt an Windpocken. Nachdem die Varicellen ab-
geheilt waren, wurde es am 21. 5. entlassen.

Wegen der körperlichen und geistigen Unterentwicklung und wegen des hydrocephalen
Blicks wurde eine Quecksilberschmierkur begonnen. Eine Woche später sah der Harn rot-
braun aus. Nach dem Einschmieren soll das Kind wie tot dagelegen haben, die Haut sah
blauschwarz aus. Trotzdem wurde von der Mutter die Schmierkur fortgesetzt. Da der Zustand aber immer bedrohlicher wurde, erfolgte eine Klinikaufnahme am 30. 5. 38.

Das Kind sah verfallen aus, hatte einen sehr starken Ikterus. Es bestand Nasenflügel-
atmen, über allen Lungenabschnitten waren mittelblasige, zum Teil klingende Rassel-
geräusche zu hören. Die Leber war 2 Querfinger unter dem Rippenbogen zu fühlen. Im
Harnsediment fanden sich Erythrocyten und granulierte Zylinder. Die Temperatur betrug
40,4°. Es wurde Campolon injiziert, außerdem intravenös Traubenzucker. Wegen Aus-
setzens der Atmung bekam der Junge Lobelin und Coramin. Da das Hämoglobin stark
absank — es betrug am 6. 6. nur 19% —, wurde eine Transfusion von 215 ccm vorgenommen.
Von dieser Zeit an besserte sich der Allgemeinzustand, und der Harn wurde frei. Der Ikterus
blaßte ab und verschwand schließlich vollständig. Es blieb der Opisthotonus und das Bohren
mit dem Kopf sowie eine gewisse Nackensteifigkeit. Am 18. 6. 38 entließen wir das Kind.

Nach der Entlassung ist das Kind zufriedenstellend gediehen. Mitte Juli 1938 erfolgte
plötzlich nach einer Mahlzeit der Tod, ohne daß die Mutter eine Ursache angeben konnte.
Eine Sektion fand nicht statt.

Für die Deutung des beschriebenen Krankheitsbildes erinnern wir zunächst
daran, daß schon ein Kind der Eltern in den ersten Lebenstagen einer schweren
Gelbsucht erlegen war. Das nächste Kind, unser Patient Werner, machte gleichfalls eine sehr starke Gelbsucht durch mit Ausscheidung von Bilirubin durch
den Harn. Eine Vermehrung der Erythroblasten wurde nicht gefunden, aber
das Blutbild konnte erst am 7. Lebenstag angefertigt werden. Nach Abklingen
des Ikterus blieb ein Symptomenkomplex, der an eine cerebrale Affektion denken
läßt. Das Auffallendste war ein starker Opisthotonus mit wechselnder Nackensteifigkeit und Spasmen. Nach dem klinischen Bild ist eine extrapyramidale
Bewegungsstörung durchaus wahrscheinlich. Während einer Quecksilberschmierkur rezidivierte die Gelbsucht, aber das Kind erholte sich wieder. Es starb dann

plötzlich; da es außerhalb von Breslau wohnt, konnte eine Sektion nicht vorgenommen werden. Wir möchten jedoch an einen Kernikterus infolge eines Icterus gravis familiaris denken.

In dieser Ansicht werden wir bestärkt durch die weitere Beobachtung der Familie P. Als im Juni 1939 die Mutter erneut schwanger wurde, suchte sie die Klinik auf mit der Frage, was sie denn tun könne, um einer neuerlichen Gelbsucht vorzubeugen. Auf Grund des Schrifttums entschlossen wir uns zu dem Versuch einer Leberprophylaxe. Die Mutter erhielt während der Gravidität Campoloninjektionen, insgesamt wurden 72 Ampullen zu 2 ccm gegeben. Da die Ampulle etwa 500 g Frischleber entspricht, sind während der Gravidität 36000 g Frischleber als Campolon injiziert worden. Die Mutter gibt nun an, daß sie während

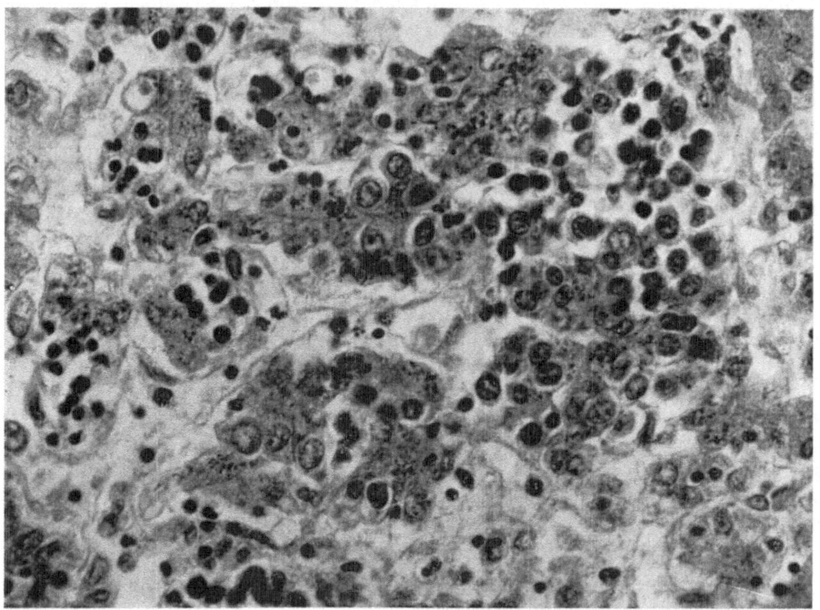

Abb. 3. Leber mit Blutbildungsherden (Hämatoxylin-Eosin).

der Schwangerschaft stark unter Durst gelitten habe, ebenso wie bei den beiden letzten Graviditäten, während bei dem ersten, dem gesunden Kind, ihr ein solcher Durst nicht aufgefallen sei. Die Schwangerschaft verlief normal. Die Mutter hatte keinerlei Beschwerden, ihr Blutbild blieb stets in Ordnung. In den ersten Tagen des April 1940 wurde der Leibumfang rasch stärker. Am 14. 4. erfolgte die Geburt eines kräftigen Jungen, der 3750 g wog. Das Fruchtwasser war nach den Angaben des behandelnden Arztes nicht vermehrt, die Placenta normal. Die Geburt erfolgte in einer Stadt außerhalb von Breslau. Nach der Geburt wollte das Kind nicht atmen, trotz aller Reize setzte die Atmung nicht ein. Nach 20 Minuten schlug auch das Herz nicht mehr. Das Wochenbett der Mutter verlief normal.

Am 15. 4., 36 Stunden nach dem Ableben, wurde von dem Vater das tote Kind in die Klinik gebracht, damit nachgesehen würde, woran das Kind gestorben sei. Im Pathologischen Institut (Direktor: Prof. Dr. Staemmler) wurde am gleichen Tag die Sektion vorgenommen.

Äußerlich machte das Kind einen normalen Eindruck. Beim Durchschneiden der Haut fiel jedoch eine vermehrte Flüssigkeitsansammlung der Unterhaut auf. Die Fettschicht war deutlich ikterisch gefärbt. In den Pleurahöhlen und im Herzbeutel war keine vermehrte Flüssigkeitsansammlung zu bemerken, im Abdomen fanden sich etwa 20 ccm einer gelblichen Flüssigkeit.

Die Dura mater des Gehirns war fest mit dem knöchernen Schädel verwachsen. Im rechten Tentorium cerebelli fand sich ein oberflächlicher 3 mm langer Riß. Die weichen Hirnhäute waren o. B. Die Konsistenz des Gehirns war weich, die Furchen und Windungen regelrecht. Schnittflächen und Ventrikel o. B. Ebenso die Hirnbasisarterien o. B. Die Nebenhöhlen des Schädels waren frei. Tonsillen und Zunge o. B. Die Lungen waren von luftkissenartiger Konsistenz, ihre Schnittflächen hellrot. Die Herzhöhlen waren gehörig weit, die Klappen und Kranzarterien o. B., das Myokard fest und fleischrot. Der Ductus Botalli stand in Verbindung mit der Arteria pulmonalis, die Öffnung war kleinbleistiftdick. Die Konsistenz der Leber war fest, die Schnittfläche dunkelbraun, die Läppchenzeichnung undeutlich. Gallenwege o. B. Die Milz war stark vergrößert, ihre Oberfläche glatt, ihre

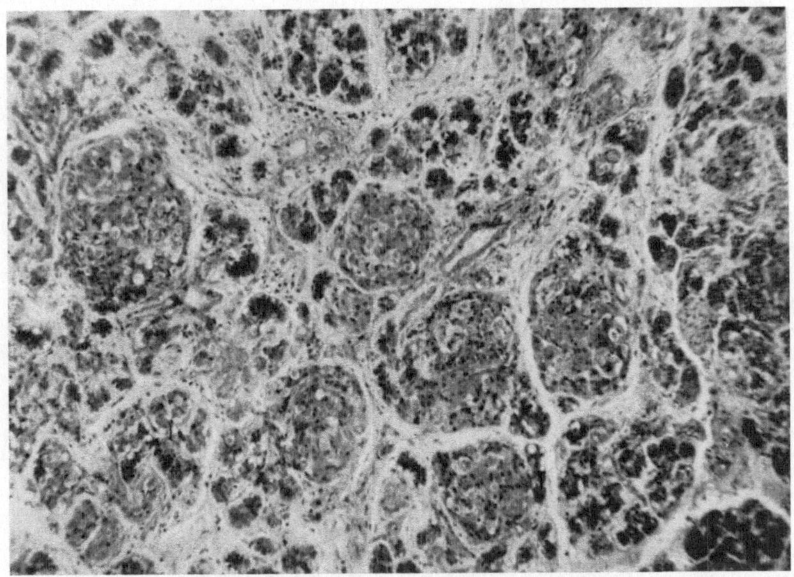

Abb. 4. Pankreas mit Rieseninseln (Azanfärbung).

Konsistenz fest, die Schnittfläche dunkelrot. Im Pankreas war eine deutliche Läppchenzeichnung erkennbar. In den festen Nebennieren war eine Rinden- und Markzone deutlich zu unterscheiden. Sonst innere Organe o. B.

Mikroskopische Untersuchung:

Leber. Es besteht eine hochgradige Blutbildung erythroblastischer Art, die Herde bestehen aber auch aus Myelocyten und Myeloblasten. Die Leberzellbalken sind zum Teil von den Blutbildungsherden durchwuchert. In den Leberzellen und in den Sternzellen findet sich gelbbräunliches Pigment in punktförmiger Ablagerung. Bei der Eisenfärbung sieht man in den Leberzellen, in geringerem Grade auch in den Sternzellen, Eisenpigment, daneben ein bräunliches Pigment. Bei der Glykogenfärbung erweisen sich die Leberzellen vollgestopft mit Glykogen. Die Gallencapillaren sind gelegentlich durch Blutbildungsherde unterbrochen, sie sehen teilweise gebuchtet aus. Gallenthromben sind nicht zu finden (Abb. 3).

Milz. In der Milzpulpa und vorwiegend in den Sinus sieht man reichlich Blutbildungsherde, die wieder vorwiegend aus Erythroblasten bestehen. Ihre Zahl ist geringer als in der Leber. Die Follikel sind nicht deutlich erkennbar. Eine vermehrte Eisenansammlung besteht in den Reticulumzellen.

Pankreas. Die LANGERHANSschen Inseln sind stark vermehrt, ihre Größe übertrifft die Norm mitunter um das Dreifache. Neben solchen Rieseninseln sind auch normale Inseln zu sehen. Die Kerne der Inselzellen sind verschieden groß, ihre Färbbarkeit ist recht unterschiedlich. Im Plasma der Inselzellen erkennt man eine feine Granulierung (Abb. 4).

122   J. Wolff:

Lymphknoten. In den Lymphknoten besteht eine mäßige, aber deutliche Vermehrung
von Blutbildungsherden.

Muskulatur. Im Herzmuskel ist das Glykogen stark vermehrt, besonders unter dem
Endokard. Auch in der Muskulatur der Zunge und in der Bauchmuskulatur besteht eine
Glykogenvermehrung. Die Muskelfasern sind breit, teilweise geschlängelt. Besonders in
den geschlängelten Muskelfasern tritt die Glykogenvermehrung hervor. Das Glykogen lagert
in einzelnen Körnchen und in großen breiten Schollen. Weniger stark ist die Glykogenablagerung in der Muskulatur des Zwerchfells und des Rückens (Abb. 5).

In Lunge und Nieren ist keine vermehrte Eisen- oder Glykogenablagerung zu finden.
Blutbildungsherde sind nicht zu sehen.

Das Knochenmark ist zellreich mit Vorwiegen der Erythropoese.

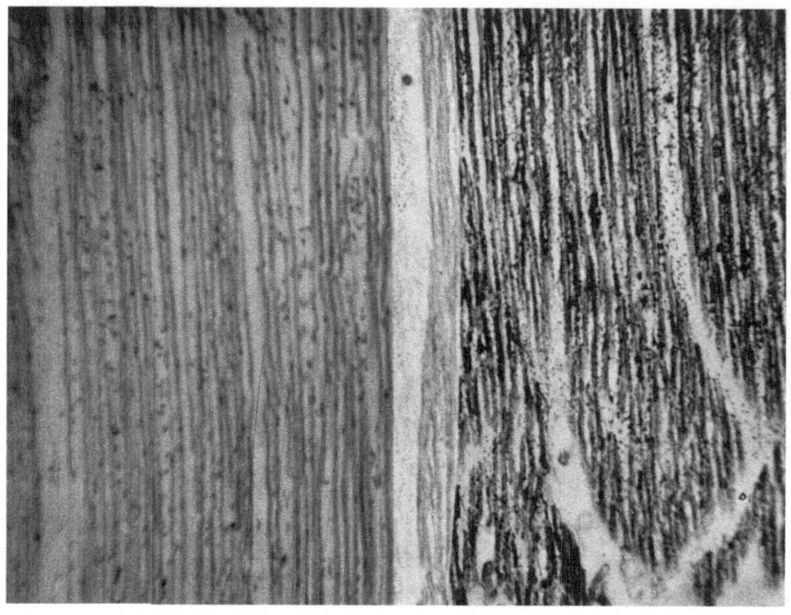

Abb. 5. Muskulatur. Links normales Neugeborenes, rechts Kind mit Hydrops (Bestsche Karminfärbung).

Nachdem den Eltern schon 2 Kinder an einer schweren Gelbsucht gestorben
waren, kam es zur Geburt eines hydropischen Kindes, obwohl in der Gravidität
eine Leberprophylaxe bei der Mutter versucht wurde. Die Wassersucht des
Kindes war nicht sehr ausgesprochen. Es bestand aber ein deutlicher Ikterus
der Unterhaut und der Leber. In Leber, Milz und Lymphknoten fanden sich
ausgedehnt und vermehrt Blutbildungsherde mit Erythroblasten. An der Diagnose einer Erythroblastosis fetalis ist ein Zweifel nicht möglich. Auf die Vergrößerung und Vermehrung der Pankreasinseln und auf die Glykogenspeicherung
in der Herz- und Skeletmuskulatur werden wir später eingehen.

Klinik. Die Geschichte des Hydrops congenitus universalis beginnt mit der
Veröffentlichung von Schridde aus dem Jahre 1910. Die angeborene Wassersucht war wohl schon früher bekannt. Nach Ballantyne hat Hippokrates
das Krankheitsbild gekannt. 1810 beschrieb Osiander in Göttingen solche Fälle.
Jakesch hat 1878 einen Hydrops congenitus mitgeteilt, er hielt die Krankheit
für eine fetale Leukämie.

SCHRIDDE charakterisierte die allgemeine angeborene Wassersucht folgendermaßen: „Die Kinder weisen ein allgemeines, sehr starkes Ödem auf, das in hervorragendem Maße die oberen und unteren Extremitäten betrifft, daneben aber auch das ganze übrige Unterhautzellgewebe des Körpers, so besonders auch des Kopfes, ergriffen hat. — Zudem zeichnen sich die Placenten dieser Neugeborenen, wie auch die Nabelschnur, durch eine sehr auffällige, sehr ödematöse Schwellung aus." Er berichtet weiter von Ascites, von Pleura- und Perikarderguß.

Pathologische Anatomie. Neben der allgemeinen Wassersucht kam nach RAUTMANN die Vermehrung der Blutbildungsherde immer stärker zur Beachtung. Besonders in der Leber, aber auch in der Milz und in anderen Organen sieht man herdförmig angeordnet jugendliche Blutzellen. In einigen Fällen überwiegen die jugendlichen weißen Zellen, in der Mehrzahl der Beobachtungen treten jedoch die Erythroblasten in den Vordergrund. Dazwischen gibt es Übergangsbilder mit gleichmäßiger Beteiligung beider Zellarten. Leber und Milz sind dadurch vergrößert. Ihre Schnittfläche erscheint mehr oder weniger rot gefärbt. Die Konsistenz der Organe ist fest.

In Milz und Leber sieht man beim Hydrops congenitus recht oft eine starke Hämosiderose. Das Eisen lagert in den Pulpazellen der Milz, im Bereich der Leber sind die Sternzellen meist stärker beteiligt als die Leberzellen. Es fehlt aber nicht an Veröffentlichungen, in denen keine Eisenablagerung gefunden wurde. Nach SALOMONSEN, der 5 Fälle untersuchen konnte, gleichen die Eisenbefunde von Leber und Milz denen von normalen Kindern gleichen Alters. SALOMONSEN kann also in der Hämosiderose keinen entscheidenden Beweis für einen primären toxischen Blutzerfall beim Hydrops congenitus erblicken.

In der Leber sieht man nur selten Gallenthromben oder Gallenzylinder. Aber das Auftreten von Gallenpigment in den Leberzellen wird oft erwähnt. Die Vermehrung von Gallenpigment stellt Beziehungen her zwischen dem Icterus gravis und dem Hydrops congenitus. Über Gallenzylinder berichten u. a. PETERS, STORK, RUNGE, SALOMONSEN, DE LANGE.

Durch die zahlreichen Blutbildungsherde in der Leber werden die Leberzellbalken auseinandergedrängt. Die Leberzellen erscheinen mitunter verkleinert, ihre Kerne sind oft blaß.

Blutbild. Das Blutbild enthält in großer Menge Erythroblasten mit basophilem Protoplasma. Da die meisten Kinder tot zur Welt kommen oder bald nach der Geburt sterben, hat man selten Gelegenheit, während des Lebens ein Blutbild anzufertigen. Bei SALOMONSEN, dessen 3. Fall 6 Stunden lebte, ergab sich: Hämoglobin 81%, Erythrocyten 3765000. Unter den 123700 kernhaltigen Zellen fanden sich 49% Erythroblasten = 60613 im Kubikmillimeter = 1,6% der Erythrocyten. Im weißen Blutbild sah man Myeloblasten und Myelocyten. Auch PARADISO und GRILLO konnten intra vitam ein Blutbild ansehen. Das Hämoglobin betrug 120%, die Erythrocytenzahl 3500000, Leukocyten 5650. Es waren 18650 Erythroblasten zu zählen. Dies Kind starb nach 46 Stunden. Soweit ich die Literatur überblicke, ist dies Kind am längsten am Leben geblieben.

Unter 75 Fällen von Hydrops universalis congenitus, über die PETERS eine ausreichende Beschreibung finden konnte, wurden nur 13 Kinder als ausgetragen bezeichnet. Die meisten Kinder kommen als Frühgeburten zur Welt. Das Minus betrifft mehr die Länge als das Gewicht, wie es bei der starken Wassersucht erklärlich ist.

Die Intensität der Vermehrung von Blutbildungsherden hat Rautmann in seiner Bezeichnung „fetale Erythroblastose" ausdrücken wollen. Für ihn stand im Vordergrund des Krankheitsbildes die kernhaltige rote Blutzelle. Schon in der Einleitung haben wir darauf hingewiesen, daß Erythroblasten nur ein Symptom und keine Krankheit zu sein pflegen. Durch Rautmann war die Erythroblastose überwertet worden; es gibt Fälle von Hydrops congenitus ohne Vermehrung oder Wucherung der kernhaltigen roten Blutkörperchen.

Hydrops ohne Erythroblastämie. Der schon zitierte Fall von Pasachoff und Wilson verlief ohne Erythroblastose, obwohl ein Hydrops congenitus bestand. Auch C. de Lange berichtet über eine Erythroblastosis fetalis maxima ohne Hydrops congenitus. Salomonsen teilte 1936 zwei Fälle von vorübergehender Erythroblastämie mit, die Kinder blieben am Leben. Bei dem 1. Fall wurde das Kind normal geboren, es lag ein erhebliches Hydramnion vor. Das Kind wog 3720 g und war nur 47 cm lang. Die Haut war dick, schwammig und gedunsen. Ödeme ließen sich nicht nachweisen, es blieben keine Dellen stehen. Da das Gewicht für die Größe des Kindes sehr hoch erscheint, ist wohl eine vermehrte Wasseransammlung bei dem Patienten zu vermuten. Ähnlich liegt die zweite Beobachtung von Salomonsen. Wir möchten einen verkappten Hydrops annehmen. Das Wasser mag in den Fällen von Salomonsen nicht intercellulär gelegen haben, dadurch fehlten nachweisbare Ödeme. Nach der Schilderung ist eine vermehrte intracelluläre Wasseransammlung möglich wie bei Myxödem.

Veränderungen am Pankreas. Einen neuen Gesichtspunkt in die ganze Frage der angeborenen allgemeinen Wassersucht brachte 1938 Liebegott. Er untersuchte in mehreren Fällen von Hydrops congenitus universalis das Pankreas, und er stellte eine Vermehrung und Vergrößerung der Langerhansschen Inseln fest. Ferner fand er eine hochgradige Speicherung von Glykogen in Leber, Nieren, Skeletmuskulatur, vor allem im Herzmuskel. Ein vergrößertes Herzgewicht hatte man schon sehr oft bei Hydrops congenitus gefunden. Man hatte die Herzhypertrophie mit der erhöhten Wasseransammlung erklärt.

Noch interessanter werden Liebegotts Beobachtungen dadurch, daß er im Freiburger Institut Fälle von Schridde untersuchen konnte. Auch hier ergab sich die Glykogenspeicherung und die Hyperplasie der Langerhansschen Inseln. Auf der 31. Tagung der Deutschen Pathologischen Gesellschaft 1938 konnte Liebegott seine Mitteilungen erweitern. Er hatte Gelegenheit, zweieiige gleichgeschlechtliche Zwillinge mit allgemeiner Wassersucht zu sezieren. Neben den sonst üblichen histologischen Veränderungen konnte er wiederum die Glykogenspeicherung feststellen.

Auch in unserem eigenen Fall sahen wir eine Glykogenspeicherung und die Hyperplasie und Hypertrophie der Inseln im Pankreas.

Im folgenden Jahr untersuchte E. Benecke 2 Fälle von Icterus gravis familiaris. Neben den gewohnten Blutbildungsherden usw. fand er ungewöhnlich große und zahlreiche Inseln im Pankreas sowie Glykogenreichtum des Herzmuskels und des Zwerchfells. Also auch beim Icterus gravis der Befund eines Hyperinsulinismus und der Glykogenspeicherung.

Wir haben stets, wenn wir bei Neugeborenen einen auffälligen Organbefund mitteilten, uns danach gefragt, wie es mit der Entwicklung des betreffenden Organs stände. Und so wollen wir auch an dieser Stelle kurz auf die Entwicklung des Pankreas und auf die Glykogenverhältnisse im intrauterinen Leben eingehen.

Die Bauchspeicheldrüse bleibt bis zum 6. Monat des intrauterinen Lebens sehr klein. Es bilden sich nun die sezernierenden Zellen, dadurch nimmt das Gewicht zu. Vergleicht man das Gewicht des Pankreas mit dem Lebergewicht, so findet man, daß die Leber bei einer Frucht von 6 Monaten das Pankreas um das 58fache übertrifft, bei einem Kind, das im 8. Monat zur Welt kam, betrug der Unterschied das 56fache (ASSMANN). Bei 4 Neugeborenen wog die Leber jedoch nur 26—36mal soviel wie das Pankreas. Die Bauchspeicheldrüse wächst also gegen Ende der Schwangerschaft sehr viel stärker als die Leber.

Nach NAKAMURA ist die Zahl der LANGERHANSschen Inseln beim Neugeborenen größer als beim Erwachsenen, und zwar absolut und relativ gesehen. SCAMMON macht etwas andere Angaben; er spricht nur von einer relativen Vermehrung der Inseln beim Neugeborenen gegenüber dem späteren Leben.

Während der ersten 3 Lebensmonate nimmt das Pankreas im Gewicht nicht zu. WETZEL bringt im Handbuch der Anatomie des Kindes eine Tabelle von HARTGE, nach der das Pankreasgewicht bei Neugeborenen im Durchschnitt 2,63 g beträgt, beim Kind von 2—3 Monaten 2,64 g. Die Zahl der LANGER-HANSschen Inseln erfährt bis zum 4. Lebensjahr einen starken Rückgang. Nach WILMS beträgt ihre Zahl im Kopf- und Schwanzteil der Bauchspeicheldrüse in der betreffenden Zeit nur noch $^4/_5$ der Anzahl beim Neugeborenen, pro Quadratmillimeter gerechnet.

LIEBEGOTT hat bei Kindern mit angeborener allgemeiner Wassersucht eine Vermehrung der LANGERHANSschen Inseln über die an sich schon große Zahl von Inseln im Pankreas des Neugeborenen hinaus gefunden. Dadurch ist ein Hyperinsulinismus wahrscheinlich, er manifestiert sich als Glykogenspeicherung.

Fetale Glykogenspeicherung. Das Glykogen tritt in der Leber von Feten erstmalig im 3. Monat auf, es findet sich spärlich in den Leberzellen. Erst vom 6. Fetalmonat ab sieht man eine reichlichere Glykogeneinlagerung. Der Kohlehydratstoffwechsel wird vom 2. bis zum 7. Fetalmonat anscheinend von der Lunge gesteuert, denn in ihr sieht man die größten Glykogenmengen. Die Leber übernimmt erst vom 6. bis 7. Monat ab die Glykogenspeicherung, bis zu dieser Zeit ist sie vorwiegend mit der Blutbildung beschäftigt (SZENDI). Im allgemeinen enthalten die Organe des Fetus mehr Glykogen als später, wenigstens hat man diesen Eindruck nach den histologischen Bildern. Der Glykogengehalt der Leber beträgt im 4. Fetalmonat 0,8%, bei reifen Neugeborenen rund 2% (ECKSTEIN-ROMINGER).

Bei der Bewertung der Glykogenmengen in Organen muß man zurückhaltend sein, wenn man Neugeborene untersucht. Beim älteren Kind und beim Erwachsenen verschwindet postmortal das Glykogen rasch infolge von Glykogenolyse. Wir kennen aber bei Kindern ein Krankheitsbild, bei dem die postmortale Glykogenolyse ganz ausbleibt oder nur sehr gering ist, die Glykogenspeicherungskrankheit (v. GIERKE). Genau so wie das Glykogen bei dieser Erkrankung verhält sich das fetale Glykogen, auch dieses Glykogen ist stabil.

Man ist zunächst geneigt, die Stabilität auf einen Mangel an diastatischem Ferment zurückzuführen. Aber für die Glykogenspeicherungskrankheit ist eine normale Menge und Wirksamkeit der Diastase in vitro sichergestellt. Ausführlich ist 1938 von SIEGMUND über diese Fragen referiert worden.

Das Glykogen des Fetus unterscheidet sich auch funktionell vom Erwachsenenglykogen dadurch, daß es durch Kälte und Adrenalin nicht mobilisiert werden kann (VAN CREVELD). Postnatal sind zur Glykogenmobilisierung relativ größere Mengen Insulin notwendig als später.

Wir haben uns die Frage vorgelegt, ob vielleicht beim Neugeborenen ein Mangel an Diastase nachweisbar ist, der die Veranlassung zur Glykogenstabilität sein könnte. Es wurden im Nabelschnurblut Bestimmungen nach der Methode von WOHLGEMUTH vorgenommen. Dabei fand ich Diastase in Nabelschnurblut:

Durchschnitt	Maximum	Minimum
32	64	16 Einheiten.

Die Diastasewerte liegen beim Neugeborenen im Bereiche der Norm.

Bei der Glykogenspeicherungskrankheit hat man nach einem andersartigen Glykogen gesucht, es aber nicht nachweisen können, bei Neugeborenen sind solche Untersuchungen meines Wissens nicht ausgeführt. v. GIERKE meinte, bei der von ihm beschriebenen Krankheit handele es sich um ein Erhaltenbleiben fetaler Verhältnisse.

Auch beim Winterschlaf der Tiere sieht man eine Glykogenspeicherung bei verminderter Adrenalinausschüttung. Als Gegenstück kann man die erhöhte Adrenalinresistenz des Neugeborenen ansehen (VAN CREVELD), die sich im Verhalten des Blutzuckeranstiegs und der Glykogenmobilisierung äußert. Der Befund weist auf Verknüpfung von Winterschlaf und fetalem Leben hin. Es gibt noch andere Parallelen, man denke nur an den Sauerstoffmangel.

Nach unserer Auffassung liegt beim Hydrops congenitus universalis der Neugeborenen ein Persistieren fetaler Verhältnisse hinsichtlich des Glykogenstoffwechsels vor, ebenso wie bei der Blutbildung und bei der Vermehrung der Pankreasinseln. Ob noch Beziehungen zu dem fetalen Hämoglobin (BISCHOFF) bestehen, wäre zu klären. Es lohnte sich vielleicht, bei einem Kind mit Glykogenspeicherungskrankheit einmal nach fetalem Hämoglobin zu suchen.

Die Ödeme bei der angeborenen allgemeinen Wassersucht erklärt LIEBEGOTT hormonal, er denkt dabei an die Insulinödeme der Diabetiker. Ob überhaupt die Pankreasveränderungen eine Zentralstellung einnehmen, werden wir später im Zusammenhang mit den Ursachen zu besprechen haben.

Bei der Stabilität des fetalen Glykogens ist die Hämoglykolyse im Nabelschnurblut vielleicht zu beachten. Wenn man das Blut eines Erwachsenen oder älteren Kindes in vitro konserviert, so kommt es zu einem Abfall des Blutzuckers; diesen Vorgang nennen wir Hämoglykolyse. In einer früheren Arbeit habe ich auf den Einfluß der Temperatur und der Art der Konservierung hingewiesen, die Zellzahl und Zellart der Blutkörperchen spielt ebenfalls eine Rolle. Es ergab sich damals für Erwachsenenblut, daß binnen 48 Stunden in Citratblut bei 37° der Zuckergehalt von 85 mg% auf 10 mg% abfiel. Bei meinen Untersuchungen über die Hämoglykolyse im Nabelschnurblut war der Abfall des Zuckergehaltes viel rascher. Schon innerhalb von 6 Stunden wurden 10 mg% erreicht bei einem

Ausgangswert von 98 mg%. In einer Reihe von Versuchen ergab sich, daß die erhöhte Glykolyse in Nabelschnurblut regelmäßig zu finden ist. Wir glauben, daß die starke Glykolyse ein Ausdruck des starken Wachstums ist; WARBURG sieht die Glykolyse als für das Wachstum notwendig an, er sagt: „Ohne Glykolyse kein Wachstum." Die Folge der starken Glykolyse ist eine Vermehrung von Milchsäure im Blut. Aus einer Gegenüberstellung von GYÖRGY ergibt sich, daß der Säugling im 1. Lebensvierteljahr im Vollblut 18—19 mg% Milchsäure besitzt, der Erwachsene dagegen nur 10,2 mg%. Es lohnte sich wohl, bei Kindern mit einem Icterus gravis oder einem Hydrops universalis congenitus die Milchsäure im Blut zu bestimmen und die Hämoglykolyse zu verfolgen.

Eine ausführlichere Veröffentlichung über die Hämoglykolyse im Nabelschnurblut ist an anderer Stelle vorgesehen. An dieser Stelle sollte nur darauf hingewiesen werden, daß vielleicht zwischen der Stabilität des fetalen Glykogens und der erhöhten Glykolyse bei der Geburt Beziehungen bestehen.

5. Familiarität und Erblichkeit.

Geschlecht. Das Geschlecht spielt bei den fetalen Erythroblastenkrankheiten keine Rolle. Es gibt Familien, in denen nur Mädchen oder nur Knaben erkranken. In anderen Familien werden die Kinder ohne Rücksicht auf ihr Geschlecht befallen.

Rasse. Auch eine rassenmäßige Begrenzung läßt sich nicht feststellen. Über Icterus gravis und Neugeborenenanämie sowie den Hydrops congenitus universalis wird aus allen Ländern der Welt berichtet. In Europa sind die Krankheitsbilder in Deutschland, Österreich, Schweiz, Holland, Schweden, Polen, Frankreich, England u. a. gesehen worden. Es gibt auch Beschreibungen aus Japan (FUJIMORI) und China (KU und LI). In den Vereinigten Staaten von Nordamerika sieht man die Krankheiten anscheinend sehr häufig; auch unter den Eingewanderten kommen sie vor. ABT berichtete über eine italienische und eine russische Familie. Endlich sind auch Negerkinder nicht verschont (ANDREWS und MILLER, PASACHOFF und WILSON).

Familiarität. Das familiäre Vorkommen der 3 Erythroblastenkrankheiten hat im Laufe der Jahre immer stärker die Aufmerksamkeit auf sich gezogen. In den vorhergehenden Abschnitten haben wir darauf hingewiesen, daß kein Symptom mit absoluter Regelmäßigkeit vorkommt. Die Vermehrung der kernhaltigen roten Blutkörperchen kann fehlen, eine Anämie ist nicht obligat. Für Beziehungen der 3 Krankheitsbilder zueinander gewann ihr auffälliges familiäres Auftreten darum immer mehr an Interesse und Gewicht.

Es gibt zunächst einmal Familien, in denen eine der 3 Erythroblastenkrankheiten allein vorkommt. So sind bei WIENSKOWITZ 2 aufeinanderfolgende Kinder an einer angeborenen allgemeinen Wassersucht sofort nach der Geburt gestorben. SEGAR und STOEFFLER berichten über 3 Kinder einer Familie mit Neugeborenenanämie. Bei BONAR und SMITH sind 2 Kinder an einer Neugeborenenanämie ohne Ikterus erkrankt, die Mutter hatte außerdem ein Kind durch Nabelblutung verloren, ferner hatte sie 4 Aborte und Frühgeburten.

Die Polyletalität in den Familien mit fetalen Erythroblastenkrankheiten ist auffallend. Sehr oft finden sich in den Krankengeschichten Hinweise auf Fehlgeburten, Tot- und Frühgeburten. Man könnte daran denken, daß die auslösende Ursache der Erythroblastenkrankheiten sich in diesen Fällen früher oder stärker ausgewirkt hat. Das 1. Kind wird recht häufig von den Krankheiten verschont. In seiner Arbeit über die Erythroblastose der Neugeborenen als Familienkrankheit hat Pache 1938 tabellarisch die Verteilung auf gesunde und kranke Nachkommen dargestellt. Es ergab sich, daß mit steigender Geburtennummer die Häufigkeit der Erkrankungen zunahm. Aber es gibt auch Beschreibungen, in denen schon das 1. Kind erkrankt war, so z. B. von Kovacs für den Hydrops congenitus.

Alternierendes Auftreten. In dem alternierenden Auftreten der 3 Erythroblastenkrankheiten in einer Familie ist eine weitere Stütze für ihre Zusammengehörigkeit zu erblicken. In unseren eigenen Krankengeschichten haben wir Icterus gravis und Hydrops congenitus in der Familie P. gesehen, bei der Familie Z. waren Neugeborenenanämie und Icterus gravis aufgetreten.

Über das Vorkommen von Hydrops congenitus universalis und Icterus gravis in einer Familie haben u. a. Plaut, v. Gierke, Stork, de Lange, Salomonsen, Peters, King, Bock, Beker und van Gelder, Péhu, Diamond, Blackfan und Baty berichtet. Mitunter hat man sogar alle 3 Krankheiten in einer Familie gesehen (Oeberius-Kapteyn, Mackay und O'Flynn). Die Kombination von schwerer Gelbsucht mit Neugeborenenanämie wird auch angetroffen, die Grenzen sind oft schwer zu ziehen, weil manchmal postikterisch die Anämie in Erscheinung tritt. Es ist dann Auffassungssache, ob man mehr auf den Ikterus oder die Anämie Gewicht legt. Selten ist das familiäre Zusammentreffen von Wassersucht und Neugeborenenanämie. Über einen solchen Fall von Pasachoff und Wilson haben wir schon in dem Kapitel über die Neugeborenenanämie gesprochen.

Erblichkeit. Interessant sind einige Beobachtungen, die über das Auftreten von fetalen Erythroblastenkrankheiten aus verschiedenen Ehen der Eltern berichten. Bei Esch sind aus der 1. Ehe der Mutter 2 gesunde Kinder hervorgegangen, aus der 2. Ehe stammen 5 Kinder mit Icterus gravis. Das 1. Kind einer Mutter war bei Thoenes gesund, während aus ihrer 2. Ehe ein Kind mit Icterus gravis hervorging. Bei Hilgenberg waren 2 Kinder der 1. Ehe einer Frau gesund, das 3. Kind starb an einer Pneumonie mit 10 Monaten; in ihrer 2. Ehe hatte die Mutter 5 Geburten, die Kinder starben unter Krämpfen und Gelbsucht. In diesen 3 Krankengeschichten scheint also die Mutter die Krankheiten nur in einer Ehe zu übertragen, der schuldige Teil müßte das väterliche Erbgut sein. Dem steht aber eine Veröffentlichung v. Gierkes gegenüber, in der aus der 1. Ehe des Vaters 2 gesunde Kinder hervorgingen, in der 2. Ehe gebar seine Frau je 1 Kind mit Icterus gravis und Hydrops congenitus. Man kann solche Krankengeschichten nur mit einer gewissen Einschränkung als beweisend ansehen, weil regelmäßig die ersten Kinder der Ehen von fetalen Erythroblastenkrankheiten verschont blieben. Die Aussparung der ersten Kinder haben wir schon früher erwähnt.

Auf Grund einiger Veröffentlichungen hat es den Anschein, als ob die Erythroblastenkrankheiten erblich seien. Das gehäufte Auftreten in einer Familie ist nicht beweisend für die Heredität. Zur Erblichkeit sind Sippschaftserkrankungen und nicht nur Familienkrankheiten zu fordern. Die Erblichkeit wird in mancher Beziehung dadurch eingeschränkt, daß die meisten Kinder den Erythroblastenkrankheiten erliegen und sie nicht weiter zu übertragen vermögen.

1939 erwägt PACHE, ob es neben der familiären Form auch eine vererbte Erythroblastenkrankheit gibt. Er konnte eine Krankengeschichte mitteilen, in der ein Bruder der Mutter mit schwerer Gelbsucht und allgemeiner Wassersucht zur Welt gekommen war und gleich starb. Diese Mutter gebar ein Kind mit Hydrops, ein weiteres mit Icterus gravis. PACHE bringt dann noch 5 Stammbäume, die für eine direkte Vererbung sprechen (HONECKER, HOFFMANN und HAUSMANN, FORDYCE und McAFEE, LIGHTWOOD und HAWKSLEY, BOSLER und WEITZ). Bei KLEINSCHMIDT waren in einer Familie 4 Kinder an Icterus gravis und 1 Kind an Hydrops gestorben, 2 Kinder eines Vetters des Vaters waren ebenfalls einem Icterus gravis erlegen. Hierher gehört auch die Mitteilung von TSCHERNE. 2 Geschwister der Mutter waren an Wassersucht bzw. Icterus gravis gestorben. Das 1. Kind dieser Frau war gesund, das 2. litt an angeborener allgemeiner Wassersucht.

Die Vererbung der fetalen Erythroblastenkrankheiten kann nach den bisher vorliegenden Mitteilungen sowohl über den Vater wie über die mütterliche Seite gehen. Bei der kleinen Zahl von Veröffentlichungen und Krankheitsfällen läßt sich heute noch kein klares Bild gewinnen darüber, ob überhaupt eine Vererbung vorliegt, und ob die Krankheiten dominant oder recessiv vererbt werden. In einem gewissen Widerspruch zu den Vererbungsgesetzen steht das Verschontbleiben der ersten Kinder.

Für die Fragen der Erblichkeit sind immer Zwillingsuntersuchungen bedeutungsvoll. Die Zwillingsbefunde ergeben aber bei den fetalen Erythroblastenkrankheiten kein klares Bild. Unter 6 Zwillingspaaren, die teils eineiig, teils zweieiig gewesen sind, war stets ein Zwilling gesund; das andere Kind litt in 5 Fällen an einem Hydrops, einmal war es an Icterus gravis erkrankt (ANDREWS, HAMPSON, LAHM, OBERNDORFER, OPITZ, WOOLLEY).

In 20 Fällen waren beide Zwillinge erkrankt. 5 Paare hatten einen Hydrops, 8 Paare einen Icterus gravis, 2 mal wird von Icterus gravis und Neugeborenenanämie berichtet. In 3 Fällen waren beide Zwillinge tot, in 2 Fällen gesund, die Zwillinge entstammten Familien mit Erythroblastenkrankheiten. Die Angaben über die Eineiigkeit sind recht ungenau. In manchen Fällen fehlt überhaupt die Geschlechtsangabe. Nur bei 6 Zwillingspaaren ist mit Sicherheit eine verschiedene Erbmasse angegeben, sie alle hatten die gleiche Krankheit (PACHE). Diese Befunde überraschen nicht, sie passen in das Gesetz der Serie, das über den fetalen Erythroblastenkrankheiten waltet.

Auch die Zwillingsuntersuchungen lassen also keine Schlüsse auf die Erblichkeit der fetalen Erythroblastenkrankheiten zu. Im Gegenteil, sie sprechen eher dafür, daß die Zwillinge nicht zwangsläufig erkranken müssen, selbst wenn sie eineiig sind.

1937 veröffentlichte MACKLIN eine Vererbungsstudie über die fetalen Erythroblastenkrankheiten. Auf Grund ihrer Untersuchungen, die sich auf Zwillinge, Verwandtenehen und statistische Analysen gründen, kam sie zu dem Schluß, daß die 3 Krankheiten Mutationen seien mit dominantem Erbgang. Ihre Arbeit verliert aber für unser Thema dadurch erheblich an Wert, daß sie unter der Anaemia congenita anscheinend die COOLEYsche Krankheit versteht. Denn sie spricht von einem rassischen Faktor bei der kongenitalen Anämie, der die Krankheit auf Griechen und Italiener beschränke. Wir rechnen aber die COOLEYsche

Krankheit, für die diese Angabe zutrifft, zu den infantilen Erythroblastenkrankheiten; wir beziehen sie nicht in den Kreis der fetalen Erythroblastenkrankheiten ein. Wir können daher MACKLINS Auffassung nicht übernehmen, die von einer dominant vererbten Mutation in den Familien mit fetalen Erythroblastenkrankheiten spricht.

6. Die Ursache der sog. fetalen Erythroblastenkrankheiten.

Bei der Frage nach der Ursache der sog. fetalen Erythroblastenkrankheiten ist zunächst darauf hinzuweisen, daß wir kein Symptom kennen, welches allen drei Krankheiten gemein ist. Es kann die Erythroblastose fehlen ebenso wie die Erythroblastämie, eine Anämie ist nicht obligat, auch die Familiarität wird bisweilen vermißt. Trotzdem hat man immer wieder den Eindruck, als gehörten die Krankheite irgendwie zusammen. Das anatomische Bild veranlaßte v. GIERKE dazu, den Icterus gravis als die postnatale, den Hydrops congenitus als die fetale Form ein und derselben Krankheit anzusehen. Bei der angeborenen allgemeinen Wassersucht finden wir häufig gallige Ergüsse in den Körperhöhlen, andererseits äußern sich Störungen des Wasserstoffwechsels beim Icterus gravis oft als Ödeme. Zwischen der Neugeborenenanämie und der Gelbsucht gibt es fließende Übergänge.

Für die Entstehung hat man zwei Ursachen angenommen: exogene Schädigungen oder endogene Einwirkungen. Zu den Umweltsfaktoren rechnen wir dabei infektiös-toxische oder ernährungsbedingte Momente, zu den endogenen Einwirkungen zählen die Theorien der Keimanomalie, der Hemmungsmißbildungen und die hormonalen Erklärungsversuche.

Exogene Ursachen. Unter den infektiösen Noxen scheidet die Lues in fast allen Fällen aus. Gelegentlich mag vielleicht einmal eine grippale Infektion im Spiele sein, wie es SCHMINCKE für seinen Fall annimmt. Häufig sind solche entzündliche Erkrankungen aber nicht die Ursache. Gegen eine infektiös-toxische Theorie, die z. B. von THORLING vertreten wird, können die Beobachtungen ins Feld geführt werden, in denen nur ein Kind unter Zwillingen erkrankt war. Für eine kongenitale Intoxikation der Früchte spricht sich C. DE LANGE aus; sie meint, eine Schwangerschaftstoxikose bedinge intrauterin einen starken Blutzerfall, der seinerseits wiederum die extramedulläre Blutbildung anrege. Es hänge von der individuellen Organempfindlichkeit ab, ob ein Ikterus, ein Hydrops oder eine Anämie entstehe. Unter Schwangerschaftstoxikose verstehen wir eine Schädigung der Mutter durch die Gravidität. Wird intrauterin das Kind durch eine vergiftungsartige Erkrankung betroffen, dann kommt es meist zum Absterben und zur Ausstoßung der Frucht. Die Auffassung der fetalen Erythroblastenkrankheiten erscheint daher wenig überzeugend.

Man hat auch den Schwangerenikterus in Beziehung gebracht zum Icterus neonatorum gravis. BERNHEIM-KARRER sieht die beiden Krankheiten geradezu als Spiegelbilder an. Wir sind gewohnt, daß das Kind sich rücksichtslos intrauterin von der Mutter das holt, was es braucht. Die Entwicklung und das Wachstum der Frucht sind übergeordnet allen äußeren Einwirkungen. Es bekommt daher das Kind nur selten eine Mangelkrankheit, selbst wenn bei der Mutter eine solche besteht. Man findet im Schrifttum des Icterus gravis neonatorum sehr selten die Angabe, daß die Mutter eine Gelbsucht gehabt habe.

Andererseits ist es nicht recht verständlich, daß das Kind eine Mangelkrankheit haben soll, ohne daß bei der Mutter Erscheinungen sich bemerkbar machen.

Mit der Nephritis der Mütter hat man den Hydrops congenitus verknüpft, was ein Gegenstück darstellt zu den Beziehungen zwischen Schwangerenikterus und schwerer Neugeborenengelbsucht. Frauen, die später ein Kind mit Hydrops zur Welt bringen, weisen bisweilen Ödeme und nephritische Erscheinungen auf. Man hat daher von der Nephritis der Mutter einen erhöhten Blutzerfall beim Kind ableiten wollen mit sekundärer Erythroblastose. Ebensogut kann aber die Wassersucht des Kindes den Ödemen der Mutter gleichgeordnet sein, beide könnten derselben Ursache ihre Entstehung verdanken. Bei der Häufigkeit von Ödemen in der Gravidität müßte man auch sehr viel häufiger eine der drei Erythroblastenkrankheiten finden.

Die angeborene allgemeine Wassersucht ist in Verbindung gebracht worden zu Nährschäden. Es gibt Kinder mit mächtigen Ödemen auf Grund einer Fehlernährung der Mutter (STOLTE). In den 2 Fällen, die STOLTE gesehen hat, lebten die Mütter während der ganzen Schwangerschaft „nur von Vitaminen". Aber solche Krankheitsbilder gehören nicht in den Kreis der Erythroblastenkrankheiten.

Durch einen Mangel an C-Vitaminen will H. SCHULZ den Hydrops erklären. Bei der Sektion eines hydropischen Kindes fand er Veränderungen am Knochensystem, die den Befunden von WALKHOFF sehr ähnlich sahen. WALKHOFF hatte im Experiment bei Meerschweinchen einen Skorbut erzeugt, die neugeborenen und fetalen Tiere wiesen Knochenveränderungen auf. Auch diese Erklärung befriedigt nicht, denn wir kennen keinen Icterus gravis durch einen Mangel an C-Vitamin.

Die Entdeckung des „Prinzips" bei der perniziösen Anämie erweckte den Verdacht, daß das Reifungsprinzip mitspielen könne bei den Erythroblastenkrankheiten. FANCONI äußerte die Meinung, daß der extrinsic factor, das B_2-Vitamin, beteiligt sein könnte. WINTROBE und sein Mitarbeiter SHUEMACKER vertreten die Ansicht, daß gerade ein vorübergehender Mangel des intrinsic factor die Neugeborenenanämie veranlasse. Man hat sich auch vorgestellt, daß während der Schwangerschaft ein erhöhter Bedarf an dem Perniciosaschutzstoff bestehe. Wenn die Mutter zu viel von diesem Stoff für sich in Anspruch nimmt, dann entsteht beim Kind eine Anämie; verbraucht das Kind zu große Mengen, dann erkrankt die Mutter an einer Schwangerschaftsperniciosa. Auch diese Anschauung ist bisher aber nur Theorie, und es bleibt zu prüfen, ob sie sich bewährt.

Toxische oder infektiöse Noxen bzw. ein Mangel an bestimmten Nährstoffen soll nach den bisher aufgeführten Theorien die Ursache der Erythroblastenkrankheiten sein. All diese schädigenden Einwirkungen müßten also zunächst eine Hämolyse bewirken, die dann sekundär eine Erythroblastose auslöst. Die englische Schule unter Führung von PARSONS betrachtet die Hämolyse als das Primäre, während die Erythroblastose eine sekundäre Erscheinung sei. Es finden sich aber durchaus nicht bei allen Kindern mit Erythroblastenkrankheiten die Zeichen der Hämolyse. Die schönen Untersuchungen von SALOMONSEN zeigten, daß die Hämosiderose bei hydropischen Kindern nicht stärker ausgeprägt war als bei gleichaltrigen Neugeborenen. Eine Anämie findet sich nicht regelmäßig beim Icterus gravis oder beim Hydrops congenitus.

Blackfan, Diamond und Baty vertreten den Standpunkt, die Erythroblastose sei das Primäre. Ein Defekt des hämatopoetischen Systems, der die Erythrocyten nicht normal ausreifen lasse, führe zur Ausschüttung kernhaltiger roter Blutkörperchen in die Blutbahn, die dann wieder leichter zerfielen. Es gibt aber Fälle von Erythroblastenkrankheiten ohne Erythroblastämie. Es läßt sich auch schwer eine Grenze ziehen zwischen Frühgeburten mit der Neigung zu Anämie und Icterus prolongatus und der Neugeborenenanämie bzw. dem Icterus gravis. Untersuchungen an Kindern, die im verschiedenen Alter an den Erythroblastenkrankheiten gestorben sind, ergeben zusammengenommen, daß die extramedulläre Blutbildung mit steigendem Alter abnimmt. Dies spricht gegen eine führende Rolle der Erythroblasten im Krankheitsgeschehen.

Lehndorff betrachtet die Neugeborenenanämie als eine Art von Schwangerschaftsreaktion. Er stellt sie in eine Reihe mit anderen Erscheinungen der ersten Lebenswochen. Das Gemeinsame dieser biologischen Allergien, wie Mayerhofer sie nennt, liegt in ihrem plötzlichen Einsetzen und ihrem restlosen Verschwinden. Es gehören hierher das Erythema toxicum neonatorum und manche Formen von Melaena. Die Wirkung äußert sich in diesen Fällen als Anämie. Angriffspunkt und Noxe dieser Schädigung bleiben bei Lehndorff offen. Diese Erklärung kann nur auf die Neugeborenenanämie angewendet werden, sie versagt beim Hydrops congenitus.

Endogene Ursachen. Endogene Momente sind vielfach in der Pathogenese der Erythroblastenkrankheiten zur Deutung herangezogen worden. Über die Frage der Erblichkeit haben wir schon gesprochen. v. Gierke spricht von einer Keimanomalie, seiner Ansicht schließt sich u. a. Salomonsen an. Auch Stork verlegt die Ursache in das Ei.

In etwas anderer Ausdrucksform wird eine ähnliche Meinung von Honecker geäußert. Er spricht von einer Hemmungsmißbildung, die Hemmung betrifft die funktionelle Reifung des Blutbildungsapparates, beim Hydrops congenitus universalis bestehe daneben eine funktionelle Insuffizienz der Gefäße. Auch Peters betrachtet die Erythroblastenkrankheiten als Hemmungsmißbildung. Eichelbaum bringt eine Zusammenstellung über anderweitige Mißbildungen, die man bei der angeborenen Wassersucht angetroffen hat. So hat man u. a. gefunden ein Fehlen des Septums, Fehlbildungen an den Gefäßen, Stenose der Arteria pulmonalis, Fehlen des Ductus thoracicus, Mängel am Ductus venosus Arantii, Nierenhypoplasie, Cystenniere, Atresien des Darmschlauches, Knickung der Vena cava usw. Solche Mißbildungen werden als gleichgeordnet betrachtet den Hemmungsmißbildungen des Blutbildungsapparates. E. Benecke ist der Meinung, es lägen dem Hydrops congenitus universalis und dem Icterus gravis keimbedingte Hemmungs- und Fehlbildungen zugrunde.

Die Unreife bei Erythroblastenkrankheiten. Bei der Betrachtung der Einzelsymptome fällt auf, daß alle Erscheinungen der Erythroblastenkrankheiten nichts anderes darstellen als eine Unreife der Organe. Das Blutbild mit den kernhaltigen roten Blutkörperchen entspricht dem embryonalen Zustand. Auch die knochenfernen Blutbildungsherde in Leber und Milz entsprechen der embryonalen Blutbildung. Die Glykogenspeicherung und die Vermehrung der Langerhansschen Inseln sind Befunde, die wir embryonal wiederfinden. Wenn die Leber bei der Geburt große Mengen von Glykogen enthält und außerdem noch für die Blutbildung in Anspruch genommen ist, so bedeutet das eine Belastung. Schon unter normalen Verhältnissen ist die Leber des reifen Neugeborenen dem Blutzerfall nach der Geburt nicht gewachsen. Die Gallenfarbstoffausscheidung hält nicht Schritt mit der Bilirubinbildung, es entsteht der Icterus neonatorum. Wir wissen, daß beim Erwachsenen die Leber nicht gleichzeitig Glykogen speichern und Gallenfarbstoff ausscheiden kann (FORSGREN). Am Tage ist die Leber mehr mit der Bilirubinausscheidung beschäftigt, nachts stärker durch die Glykogenspeicherung in Anspruch genommen. Es ist darum nicht erstaunlich, wenn die Leberzelle des hydropischen Kindes, die vollgeladen mit Glykogen gefunden wird, keinen Gallenfarbstoff abgibt. Das Bilirubin staut sich vor der Leberzelle, tritt in die Gewebe und in die Körperflüssigkeit über. Wenn wir noch dazunehmen, daß die Leberzellbalken durch die Blutbildungsherde auseinandergedrängt erscheinen, so ist der Ikterus beim Hydrops genügend erklärt.

Beim Icterus gravis finden wir die gleichen Verhältnisse, jedoch weniger stark ausgeprägt. Das hydropische Kind wird nicht sichtbar ikterisch, weil es den postnatalen Blutzerfall nicht erlebt. Die Leber eines Kindes mit Icterus gravis erfährt diese Belastung. Ihre Unreife besteht in der Blutbildung innerhalb der Leber. Bei der Geburt sollte die Leber ausschließlich für die Gallenfarbstoffausscheidung bereitstehen, beim ikterischen Kind ist sie noch an der Blutbildung beteiligt. Diese Leberbezirke fallen für den Gallenfarbstoffwechsel aus. Das verbleibende Leberparenchym ist unzureichend. Die Unreife der Kinder mit Icterus gravis äußert sich auch in einer vermehrten Capillardurchlässigkeit. Es kommt leicht zu Ödemen.

Die Gewebe und die Gefäße sind überhaupt beim Neugeborenen durchlässiger als später. Dies zeigt z. B. die Melaena. Auch in dem xantochromen Liquor beim Icterus neonatorum haben wir eine erhöhte Permeabilität beim Neugeborenen zu erblicken. Das unreifere Kind mit dem Icterus gravis hat sicher auch eine größere Unreife hinsichtlich der Durchlässigkeit. Darum kann mehr Gallenfarbstoff die Blutliquorschranke passieren, zumal da der Bilirubinspiegel im Blut höher liegt. Wenn wir auch bei schwerem Ikterus infolge von Infektionen einen Kernikterus beobachten können, so ist dies wohl auf die veränderte Permeabilität bei Entzündungen zu beziehen. Die Bereitschaft zu Ödemen kennen wir ja bei Infektion und Durchfall im Säuglingsalter.

Bei reifen Neugeborenen kommt es infolge der postnatalen Einflüsse zu einem erheblichen Blutzerfall. Der Untergang von roten Blutkörperchen hält sich aber in bestimmten Grenzen, es entsteht keine Blutarmut. Die Frühgeburt ist den Umwelteinflüssen weniger gewachsen, der Blutabbau hält mit dem Nachschub nicht Schritt, es entsteht eine Frühgeborenenanämie. Bei der Neugeborenenanämie ist das Blutbildungssystem so unreif, daß schon in den ersten Lebenstagen die Blutarmut in Erscheinung tritt. Schon vor der Geburt setzt bei dem Kind ein Blutzerfall ein, wie die steigende Eisenablagerung und Gallenfarbstoffausscheidung im letzten Fetalmonat beweist. Der Organismus bereitet sich schon auf die späteren Lebensbedingungen vor. Setzt der Rückgang bei einem Kinde ein, dessen Blutbildungsapparat nicht reif ist, so entsteht eine kongenitale Anämie.

Die erythroblastische Neugeborenenanämie und die aplastische Form sind nur der Ausdruck wechselnder Unreife. Die erythroblastische Anämie ist dabei die unreifere Form, denn es findet sich noch eine bedeutende extramedulläre Blutbildung, die zu dem Auftreten der kernhaltigen roten Blutkörperchen im Blutbild führt. Bei der aplastischen Blutarmut hat das Knochenmark die Blutbildung schon übernommen, es ist aber der Aufgabe noch nicht gewachsen. Die bessere Prognose der aplastischen Anämie entspricht der weitergehenden Reife.

Die Erythroblastenkrankheiten sind so gesehen nur Erscheinungen einer funktionellen Unreife im Neugeborenenalter. Die Anpassung ist für das Kind nach der Geburt ein großes Problem. Wir kennen eine ganze Reihe von Störungen, die auf eine Unreife der Funktionen zurückgeführt werden müssen. Die Neigung zu Blutungen (Nabel, Melaena, Geburtstrauma) ist auch ein Zeichen der Unreife. Betroffen ist hierbei die Blutstillung. In den Krankengeschichten des Icterus gravis findet man oft die Angabe, daß die Kinder Haut- und Schleimhautblutungen aufwiesen. Diese Erscheinung ist als gleichgeordnet zu betrachten den anderweitigen funktionellen Unreifen.

Gelegentlich beobachtet man bei Neugeborenen hypoglykämische Insulte. Sie sind wohl in Zusammenhang zu bringen mit den fetalen Verhältnissen des Glykogens. Die Stabilität des Glykogens bei der Glykogenspeicherungskrankheit bedingt ebenfalls Hypoglykämien. Auch die Hypoglykämie des Neugeborenen sehen wir als eine funktionelle Unreife an.

Hemmungen in der Entwicklung können durch hormonale Einflüsse verursacht werden. Wir kennen den Infantilismus bei älteren Menschen auf Grund hormonaler Störungen. Es ist daher die Vermutung einer hormonalen Regulationsstörung nicht ganz abwegig. Unwahrscheinlich ist es, daß das Insulin das übergeordnete Prinzip darstellt. Die Vermehrung und Vergrößerung der Langerhansschen Inseln ist eher eine koordinierte Erscheinung.

Hormonale Genese des Hydrops. Während der Schwangerschaft wird der Haushalt der Hormone wesentlich verändert. Als neues hormonales Organ tritt die Placenta ein. Sie liefert ein Follikelhormon und ein Corpus luteum-Hormon. Beim Hydrops congenitus universalis ist nun die Placenta regelmäßig beteiligt, es besteht ein Ödem und eine Hyperplasie. Die Hyperplasie bildete den Ausgangspunkt für Tschernes Untersuchungen. Die Placenta eines hydropischen Kindes wurde hormonal ausgewertet. Dabei ergab sich, daß sie nur wenig Prolan enthielt, dagegen sehr viel Follikelhormon. An Stelle von normal 5000 Mäuseeinheiten war das Hormon auf 130000 ME. erhöht. Von der Überproduktion des Follikelhormons durch die Placenta her erklärt Tscherne die Symptome des Hydrops congenitus universalis. Es gelingt durch übergroße Gaben von Follikelhormon beim Menschen eine Anämie zu erzeugen (Bokelmann). Für Tscherne ist das Blutgift, das eine fetale Anämie mit Regeneration hervorruft, das Follikelhormon. Auch die Anämie der Mutter sei durch die hyperplastische Placenta bedingt.

Durch das Follikelhormon werde die diuresehemmende Wirkung des Hypophysenhinterlappens aktiviert, so entständen die Ödeme des Hydrops. Bei einer übernormalen Produktion von Follikelhormon entstehe entweder für die antidiuretische Komponente des Hypophysenhinterlappenhormons eine bessere Angriffsmöglichkeit oder eine vermehrte Ausschüttung. Auch die Ödeme der Mutter seien placentar bedingt.

Auch das Auftreten von Frühgeburten und die vorzeitige Geburt von Hydropskindern erklärt TSCHERNE durch die vermehrte Follikelhormonbildung. Das Corpus luteum-Hormon besitzt eine blockierende Wirkung gegen den Eintritt der Geburt. Diese Wirkung wird durch übermäßige Mengen von Follikelhormon überwunden, das Pituitrin wird wirksam.

Die Veränderungen an den endokrinen Drüsen, die man bei dem Hydrops congenitus universalis findet, sind bedingt durch das Follikelhormon, wie TSCHERNE annimmt. Ein verkleinerter Thymus entstehe durch Überfollikulinisierung. Denn mit dem Einsetzen der Keimdrüsentätigkeit erfährt der Thymus eine Rückbildung.

Bei längerer Behandlung mit Follikelsaft kommt es bei Ratten zu einer beträchtlichen Lipoidvermehrung in der Nebennierenrinde. An der Nebenniere haben TSCHERNE und LIEBEGOTT eine Verbreiterung und bedeutenden Fettreichtum bei Hydropskindern gesehen. Bei Neugeborenen besteht die Nebenniere fast nur aus der Rinde. Nach der Geburt kommt es zu einer starken Verkleinerung des Organs, die Größenabnahme erstreckt sich bis zum 6. Lebensmonat, von da ab erfolgt wieder Gewichtszunahme (PETER im Handbuch der Anatomie des Kindes). Erst im 3. oder 4. Lebensjahr erreichen die Nebennieren die Größe der Organe bei Neugeborenen. Der Umbau der Nebennieren nach der Geburt hat die verschiedensten Erklärungen gefunden. Am wahrscheinlichsten ist die Annahme, daß sich das Neugeborene beim Eintritt in das extrauterine Leben ein neues hormonales Gleichgewicht schaffen muß, wie PETER es ausdrückt.

Endlich glaubt TSCHERNE, daß auch die Pankreasveränderungen beim Hydrops eine direkte oder indirekte Folge vermehrter Follikelhormonwirkung seien.

So lassen sich nach TSCHERNE alle Erscheinungen der angeborenen allgemeinen Wassersucht durch eine vermehrte Follikelhormonbildung erklären. Die letzte Ursache der Hyperplasie der Placenta und der vermehrten Hormonproduktion liegt nach TSCHERNE in einer Keimanomalie. Damit entfernt er sich nicht allzu weit von der Anschauung, wie sie v. GIERKE vertritt. Nur daß er für die formale Genese des Krankheitsbildes einen Schritt weitergeht und auf hormonale Wirkungen die Symptome zurückführt. Wenn wir oben dargelegt haben, daß für uns alle Erscheinungen der Erythroblastenkrankheiten nichts anderes bedeuten als eine funktionelle Unreife und ein Fortbestehen embryonaler Zustände, so legen wir den Grund für diese Verhältnisse natürlich auch in den Keim. Eine Keimanomalie mit abwegiger Entwicklungstendenz ist auch unsere Annahme. Die abwegige Entwicklung der Placenta ist als koordiniert anzusehen.

7. Prophylaxe und Therapie.

Prophylaxe. Man hat vielfach den Versuch unternommen, dem wiederholten Auftreten der fetalen Erythroblastenkrankheiten in einer Familie Einhalt zu gebieten. Am häufigsten wurde eine Prophylaxe durch Lebergaben versucht. Der Erfolg ist nicht eindeutig. BERNHEIM-KARRER und GROB verabreichten einer Mutter, die schon mehrere Kinder durch Icterus gravis verloren hatte, während der Gravidität gekochte Leber. Das Kind machte einen normalen Icterus neonatorum durch. HOTZ gab in der Schwangerschaft Campolon und

Frischleber; das Kind wies eine Erythroblastämie auf, bis zur 7. Woche hatte
es einen Ikterus, es wurde dann aber völlig gesund. C. de Lange ließ eine Mutter
vom 6. Monat ab Leber zu sich nehmen; bei der Mutter kam es zur Ausscheidung
von Bilirubin, Urobilin und Urobilinogen, das Kind machte einen leichten Ikterus
durch, die Zahl der kernhaltigen roten Blutkörperchen beim Kind betrug am
1. Lebenstag 76, am 2. 105, am 3. 20 und am 4. Lebenstag 1 auf 100 Leukocyten.
Boehncke verwendete Hepatrat und Rohleber. Das Kind, das aus einer Familie
mit Icterus gravis stammte, bekam keinen Ikterus. In diesen Fällen könnte
man eine gewisse vorbeugende Wirkung annehmen. Die Wertung der Prophylaxe
wird dadurch erschwert, daß auch in Familien mit Erythroblastenkrankheiten
durchaus keine lückenlose Reihe von Erkrankungen vorzukommen braucht. Auch
spontan kann nach mehreren erkrankten Kindern ein gesundes Kind geboren
werden.

Segar und Stoeffler und die beiden Abbotts sahen keinen Erfolg einer
Prophylaxe mit Eisen, Leber und Höhensonne gegenüber der Neugeborenenanämie. Bernheim-Karrer ließ eine Mutter in der 7. Gravidität Leber essen,
da schon 2 Kinder an Icterus gravis und Krämpfen gestorben waren. Bei der
Geburt des Kindes bestand eine starke Erythroblastämie, am 11. Tag eine deutliche Anämie. In einem anderen Fall von Bernheim-Karrer ist der Erfolg
ebenfalls fraglich. Montlaur und Levy verordneten einer Mutter, die 2 Kinder
an Icterus gravis verloren hatte, während der ganzen Schwangerschaft Leber,
außerdem C- und B-Vitamin. Trotzdem kam es zu einem Icterus gravis mit
Vermehrung der kernhaltigen roten Blutzellen, und das Kind starb am 4. Tag
unter Erscheinungen, die an einen Kernikterus denken lassen. Eine Sektion
fand nicht statt. Auch eine Veröffentlichung von van Creveld und Heybroek
läßt starke Zweifel an dem Erfolg der Leberprophylaxe aufkommen. Eine Frau
im Alter von 26 Jahren gebar ein gesundes Kind, obwohl sie selbst an einer
schweren, unbehandelten Schwangerschaftsperniciosa litt. Als sie 3 Jahre später
erneut gravide wurde, behandelte man die Mutter intensiv und erfolgreich mit
Leber. Der Säugling wurde in den ersten 3 Lebenswochen stark anämisch und
ikterisch, dabei bestand eine ausgesprochene Erythroblastämie, die erst nach
$2^1/_2$ Monaten verschwand. Die eigene Beobachtung der Familie P., in der nach
2 Kindern mit Icterus gravis in der Schwangerschaft eine Campolonbehandlung
durchgeführt wurde, spricht gegen die Wirksamkeit einer Prophylaxe; denn der
Säugling starb sofort nach der Geburt infolge eines Hydrops.

Das letzte Wort über den Wert oder den Unwert einer Vorbehandlung der
Mütter mit Leber ist noch nicht gesprochen.

Durch den Nachweis einer erhöhten Produktion von Follikelhormon beim
Hydrops ist uns vielleicht die Möglichkeit gegeben, frühzeitig das Krankheitsbild zu erkennen. Man müßte während der Gravidität solcher Frauen im Harn
nachprüfen, ob und wann eine vermehrte Ausscheidung des Hormons stattfindet.
Den Eintritt der Geburt, der die Folge einer Vermehrung des Follikelhormons
ist, könnte vielleicht durch Gaben von Corpus luteum-Hormon hinausgeschoben
werden, vielleicht könnte man so eine weitere Ausreifung den Kindern ermöglichen.

Um eine bessere Klarheit über die Vorgänge, welche zu den Erythroblastenkrankheiten führen, zu gewinnen, ist eine Zusammenarbeit der pathologischen
Anatomie mit der Geburtshilfe notwendig. Man müßte versuchen, alle Fehl-

oder Totgeburten, die aus Familien mit Erythroblastenkrankheiten hervorgehen, zu untersuchen. Vielleicht sind Fehl- und Totgeburten der höchste Grad einer gleichsinnigen Störung.

Beim Hydrops congenitus universalis erübrigt sich meist jede Behandlung, da die Kinder oft schon tot zur Welt kommen. Die Geburt ist oft durch die Größe der Kinder und ihre leichte Zerreißlichkeit behindert.

Bei schwerer Neugeborenengelbsucht wird man wegen der Leberüberlastung mit Gallenfarbstoffausscheidung in der Diät sehr zurückhaltend sein müssen. Am meisten empfehlen sich Gaben von Tee mit Traubenzucker und Kochsalz. Auch intravenöse Verabreichung von Traubenzucker ist angebracht. Mit dem Durchspülen entfernt man Gallenfarbstoff aus dem Organismus, was sicher zweckmäßig ist. In der Frauenmilch ist der Eiweiß- und Fettgehalt nicht bedeutungslos für die Leber; sie ist daher besser zu vermeiden. Campoloninjektionen können nicht schaden.

Bei Atem- und Schluckstörungen sowie bei Krämpfen muß man an einen Kernikterus denken. Eine Behandlung durch Lumbalpunktion kann eine Entlastung von vermehrtem Liquor und Gallenfarbstoff herbeiführen. Bei den Folgezuständen des Kernikterus haben DE LANGE und VAN WESTRIENEN eine Atropinkur mit Sulphas atropini in alkoholischer Lösung versucht. Nach ihrer Schilderung verminderte sich die Hypertonie, das Kind lernte sehen und hören. Einige Zeit später erlag das Kind einer Maserninfektion. Bei der Sektion fand sich kein Kernikterus, aber eine Schädigung im Bereiche der Stammganglien.

Die Neugeborenenanämie wird am besten durch Blutübertragungen behandelt. Die Bluttransfusion stellt eine Schonung dar für das Blutbildungssystem. Eine solche Schonung der unreifen Blutbildung ist sicher nur von Nutzen.